Flugangst und Flugphobie

Fortschritte der Psychotherapie
Band 78

Flugangst und Flugphobie

Dr. Bettina Schindler, Dr. Beatrice Abt-Mörstedt, Prof. Dr. Rolf-Dieter Stieglitz

Bettina Schindler
Beatrice Abt-Mörstedt
Rolf-Dieter Stieglitz

Flugangst und Flugphobie

unter Mitarbeit von
Maria Hofecker und Tom Schneider

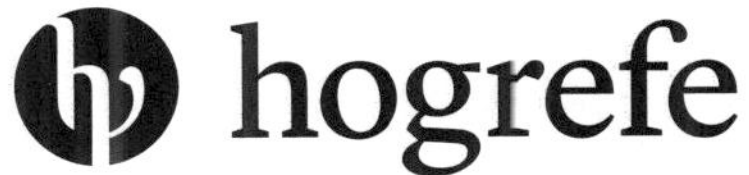

Dr. phil. Bettina Schindler, geb. 1960. Seit 1999 niedergelassen in eigener Praxis als eidgenössisch anerkannte Psychologische Psychotherapeutin in Zürich. Seit 2000 Leitung von Flugangstseminaren in Zusammenarbeit mit der Fluggesellschaft Swissair, später dann in Zusammenarbeit mit Lufthansa und Edelweiss Air und seit 2006 mit der Fluggesellschaft SWISS.

Dr. phil. Beatrice Abt-Mörstedt, geb. 1984. Seit Ende 2017 als delegiert arbeitende Psychotherapeutin in einer ambulanten Praxis in Basel tätig.

Prof. Dr. rer. nat. Rolf-Dieter Stieglitz, geb. 1952. 2010–2017 Leitender Psychologe Universitäre Psychiatrische Klinik (UPK) Basel. Seit 2000 Professor für Klinische Psychologie an der Universität Basel und seit 2005 Doppelprofessur an der Medizinischen Fakultät und der Fakultät für Psychologie der Universität Basel. Emeritiert seit Februar 2018.

Bibliografische Information der Deutschen Nationalbibliothek
Die Deutsche Nationalbibliothek verzeichnet diese Publikation in der Deutschen Nationalbibliografie; detaillierte bibliografische Daten sind im Internet über http://dnb.dnb.de abrufbar.

Hogrefe Verlag GmbH & Co. KG
Merkelstraße 3
37085 Göttingen
Deutschland
Tel. +49 551 999 50 0
Fax +49 551 999 50 111
verlag@hogrefe.de
www.hogrefe.de

Satz: Matthias Lenke, Weimar
Druck: mediaprint solutions GmbH, Paderborn
Printed in Germany
Auf säurefreiem Papier gedruckt

1. Auflage 2020

(E-Book-ISBN [PDF] 978-3-8409-2864-2; E-Book-ISBN [EPUB] 978-3-8444-2864-3)
ISBN 978-3-8017-2864-9
https://doi.org/10.1026/02864-000

Inhaltsverzeichnis

1	**Beschreibung der Störung**	**1**
1.1	Bezeichnung	1
1.2	Definition und Symptomatik	2
1.2.1	Diagnostische Kriterien der Flugphobie nach ICD-10 und DSM-5	2
1.2.2	Klinische Symptomatik	6
1.3	Epidemiologie	8
1.4	Verlauf und Prognose	10
1.5	Diagnostische und differenzialdiagnostische Einordnung	10
1.5.1	Differenzialdiagnostik	11
1.5.2	Komorbidität	13
2	**Störungstheorien und -modelle**	**14**
2.1	Preparedness	14
2.2	Theorien zur Entstehung von Spezifischen Phobien	14
2.2.1	Zwei-Faktoren-Theorie nach Mowrer	14
2.2.2	Three-Pathway-Theorie nach Rachman	17
2.2.3	Vulnerabilitäts-Stress-Modell als Erklärungsansatz bei Flugangst und Flugphobie	18
2.2.4	Erklärungsmodell zur Entstehung der Flugphobie von Schindler	21
3	**Diagnostik der Flugangst und Flugphobie**	**25**
3.1	Klassifikatorische Diagnostik	26
3.2	Psychometrische Diagnostik	27
4	**Behandlung**	**34**
4.1	Übersicht über spezifische Therapiemethoden	35
4.1.1	Flugangstseminare	35
4.1.2	Virtual Reality-Expositionstherapie (VRET)	36
4.1.3	Online-Therapien	37
4.2	Leitfaden für die psychotherapeutische Behandlung	37
4.2.1	Therapieziel, Psychoedukation und Therapieplanung	37
4.2.2	Strategien gegen die Flugangst auf der Körperebene	44
4.2.3	Strategien gegen die Flugangst auf der Gedankenebene	47
4.2.4	Strategien gegen die Flugangst auf der Verhaltensebene	51

4.2.5 Imaginationsübungen ... 52
4.2.6 Exposition in vivo ... 53
4.3 Wirksamkeit der Methoden ... 55
4.4 Medikamentöse Behandlung ... 58
4.5 Probleme bei der Durchführung ... 60

5 Fallbeispiel ... 63

6 Weiterführende Literatur ... 66

7 Literatur ... 68

8 Kompetenzziele und Prüfungsfragen ... 75

9 Anhang ... 78
Flugphobie-Fragebogen ... 78
Arbeitsblatt für Therapeuten: Entstehung von Flugangst ... 79
Arbeitsblatt für Patienten: Entstehung von Flugangst ... 80
Informationen über Flugsicherheit ... 81

Karten
Störungsspezifisches Interview zur Flugangst und Flugphobie
10 Fakten, die gegen Flugangst sprechen

1 Beschreibung der Störung

1.1 Bezeichnung

Fallbeispiel: Frau S.

Frau S. ist 49 Jahre alt, verheiratet und Mutter. Bis zum Alter von 37 Jahren konnte sie problemlos fliegen und unternahm viele Reisen um die ganze Welt. Begonnen habe die Flugangst vor 12 Jahren, nach einem Rückflug von Amsterdam nach Zürich, den sie mit ihren beiden kleinen Kindern antrat: Ein Triebwerk explodierte, was zu einem Knall und zu einer vorzeitigen Landung in Frankfurt führte. Trotz mindestens einmal jährlichen Fliegens habe sich ihre Flugangst in den letzten Jahren verstärkt. Sie sei seit dem Ereignis nie mehr allein geflogen und habe insbesondere eine kaum aushaltbare steigende Erwartungsangst vor dem Flug. Angebote für berufliche Flüge lehne sie seither auch konsequent ab, da sie nur noch mit ihrer Familie fliege. Während der Flüge leide sie unter Todesangst, sitze angespannt in ihrem Sitz und spüre die typischen Angstsymptome, wie Herzrasen, Schweißausbrüche und Appetitlosigkeit. Auch höre sie aufmerksam auf jede Veränderung der Fluggeräusche und beobachte immer wieder, ob Tragflächen und Triebwerke noch in Ordnung sind. Schon bei leichten Turbulenzen gerate sie in Panik und rechne mit dem Absturz des Flugzeugs. In letzter Zeit habe sich die Angst auf andere Situationen ausgebreitet: Sie habe zunehmend Angst vor Autoreisen und lasse auch andere Familienmitglieder nicht mehr allein fliegen. Frau S. meldet sich für eine Behandlung ihrer Flugangst, da in etwa zwei Monaten eine große Ferienreise mit der Familie in die USA bevorsteht.

Flugangst, wie die von Frau S., ist weit verbreitet. Viele Menschen fürchten sich, wenn während eines Fluges Turbulenzen auftreten und leiden darunter, dass sie im Flugzeug die Kontrolle abgeben müssen. Häufig handelt es sich dabei um vorübergehende Ängste. Der Übergang von einer Flugangst zur lebenseinschränkenden Flugphobie ist oft fließend.

Übergang von Flugangst zu Flugphobie ist fließend

Das Fallbeispiel zeigt ein typisches Erscheinungsbild einer Flugphobie: Viele Menschen fliegen vor Beginn ihrer Phobie problemlos. Häufig wird eine Flugphobie dann durch ein schlechtes Flugerlebnis ausgelöst. Es entwickelt sich aufgrund dieser negativen Erfahrung eine erhöhte Erwartungsangst und im Flugzeug werden alle Geräusche und Bewegungen ängstlich beobachtet. So kann es auch bei weiteren Flügen oft nicht zu einer Habituation kommen: Jeder Flug wird in ängstlicher Erwartung und oft auch Todesangst „durchgestanden“ und verstärkt das Gefühl, die Angst nicht kontrollieren zu können. Das führt dazu, dass die Flugangst oft über die Jahre zunimmt, auch wenn sich viele Menschen mit Flugangst immer wieder ihrer Angst stellen. Viele Betroffene versuchen sich durch die Einnahme von Medikamenten oder Alkohol zu helfen. Wenn die Belastung durch die Angst zu groß wird, wird das Fliegen oft ganz vermieden.

Ohne Therapie kommt es meist trotz weiterer Flüge zu einer Verschlechterung

Die totale Vermeidung des Fliegens kann aber in der heutigen Gesellschaft zu Problemen führen, insbesondere wenn im Berufsleben Flüge zu geschäftlichen Treffen notwendig sind. Aber auch im Privatleben wird es immer schwieriger, sich dem Fliegen ganz zu verweigern. Der Besuch von Angehörigen in weit entfernten Ländern wird in der globalisierten Welt immer üblicher. Auch negative Auswirkungen auf die Familie und familiäre Spannungen aufgrund der Flugphobie sind häufig, da u. a. gemeinsame Ferienreisen nicht mehr möglich sind und Flüge anderer Familienmitglieder verboten werden.

Flugphobie kann Einfluss auf die soziale und berufliche Funktionsfähigkeit haben

1.2 Definition und Symptomatik

Während die *Flugangst* im Volksmund ein breites Spektrum an Ängsten im Flugzeug, von leichten Ängsten bei Start, Landung und Turbulenzen, bis hin zu schweren Ängsten schon Wochen vor einem bevorstehenden Flug, umfasst, wird die *Flugphobie* im klinischen Sinn enger durch verschiedene diagnostische Kriterien aktueller Klassifikationssysteme wie ICD-10 und DSM-5 definiert. Man könnte die Flugphobie dabei als starke Ausprägung einer nicht pathologischen Flugangst sehen, welche zu starken Beeinträchtigungen im Leben Betroffener führt.

Flugphobie ist die pathologische Ausprägung von Flugangst

1.2.1 Diagnostische Kriterien der Flugphobie nach ICD-10 und DSM-5

Zur Diagnostik einer Flugphobie können sowohl die Internationale Klassifikation psychischer Störungen (aktuelle Version: ICD-10) der World Health Organisation (WHO), als auch das Diagnostische und Statistische Manual Psychischer Störungen (aktuelle Version: DSM-5) der American Psychiatric Association (APA) genutzt werden. Die Störung wird in beiden Klassifikationssystemen als eine Form der „Spezifischen Phobie“ bezeichnet.

Die Flugphobie gehört in die Gruppe der Spezifischen Phobien

In der ICD-10 ist die Störung im Kapitel F4 „Neurotische, Belastungs- und somatoforme Störungen" enthalten, im DSM-5 unter den Angststörungen (Spezifische Phobie). Kodiert wird sie in beiden Systemen mit F40.2. Zusätzlich kann noch der Typus der Phobie, als Situativer Typ bestimmt werden (im DSM-5 zusätzlich mit F40.248 kodiert). In der im Januar 2022 in Kraft tretenden ICD-11 wird die Spezifische Phobie in einem neuen Abschnitt enthalten sein („Anxiety and Fear-Related Disorders") und mit 6B23 kodiert werden. Gegenüber der ICD-10 wird die Störung präziser definiert werden. Hilfreich werden vor allem die Abgrenzungshinweise zur „Normalität" sowie zu anderen psychischen Störungen sein.

Diagnostische Kriterien für DSM-5 und ICD-10 sind ähnlich

Während sich die klinische Praxis aufgrund gesetzlicher Vorgaben auf die ICD-10 stützt, werden Diagnosen in der Forschung meist mit dem DSM-5 gestellt. Dabei sind sich die diagnostischen Kriterien beider Systeme ähnlich (vgl. Tabelle 1, Tabelle 2 und Tabelle 3), weisen aber auch Unterschiede auf. In den Forschungskriterien der ICD-10 sind Anzahl und Erscheinung der notwendigen, vorliegenden Angstsymptome genauer definiert als im DSM-5 (vgl. Kriterium B in Tabelle 2 und Tabelle 3). Die Dauer der Störung, von mindestens 6 Monaten, aus dem DSM-5 wird in der ICD-10 für eine Diagnose nicht verlangt (vgl. Kriterium E in Tabelle 3). Die zusätzliche Kodierung des Typus der Phobie ist in der ICD-10 nur in den Forschungskriterien zu finden.

Tabelle 1: Klinisch-Diagnostische Leitlinien der Spezifischen (isolierten) Phobie nach ICD-10 (Dilling et al., 2015)

Kriterium	Inhalt
	Alle folgenden Kriterien müssen für eine eindeutige Diagnose erfüllt sein:
1	Die psychischen oder vegetativen Symptome müssen primäre Manifestationen der Angst sein und nicht auf anderen Symptomen wie Wahn oder Zwangsgedanken beruhen.
2	Die Angst muss auf die Anwesenheit eines bestimmten phobischen Objektes oder eine spezifische Situation begrenzt sein.
3	Die phobische Situation wird – wann immer möglich – vermieden.

Tabelle 2: Forschungskriterien der Spezifischen (isolierten) Phobie nach ICD-10 (Dilling et al., 2016)

Kriterium	Inhalt
A	Entweder 1. oder 2.: 1. Deutliche Furcht vor einem bestimmten Objekt oder einer bestimmten Situation, außer Agoraphobie (F40.0) oder Sozialer Phobie (F40.1); 2. deutliche Vermeidung solcher Objekte und Situationen, außer Agoraphobie (F40.0) oder Sozialer Phobie (F40.1).
B	Seit Auftreten der Störung müssen in den gefürchteten Situationen mindestens zwei Angstsymptome aus der unten angegebenen Liste, davon eins der vegetativen Symptome 1. bis 4., wenigstens zu einem Zeitpunkt gemeinsam vorhanden gewesen sein: *Vegetative Symptome:* 1. Palpitationen, Herzklopfen oder erhöhte Herzfrequenz, 2. Schweißausbrüche, 3. fein- oder grobschlägiger Tremor, 4. Mundtrockenheit (nicht infolge Medikation oder Exsikkose). *Symptome, die Thorax und Abdomen betreffen:* 5. Atembeschwerden, 6. Beklemmungsgefühl, 7. Thoraxschmerzen oder -missempfindungen, 8. Nausea oder abdominelle Missempfindungen (z.B. Unruhegefühl im Magen). *Psychische Symptome:* 9. Gefühl von Schwindel, Unsicherheit, Schwäche oder Benommenheit, 10. Gefühl, die Objekte sind unwirklich (Derealisation) oder man selbst ist weit entfernt oder „nicht wirklich hier" (Depersonalisation), 11. Angst vor Kontrollverlust, „verrückt zu werden" oder „auszuflippen", 12. Angst zu sterben. *Allgemeine Symptome:* 13. Hitzewallungen oder Kälteschauer, 14. Gefühllosigkeit oder Kribbelgefühle.
C	Deutliche emotionale Belastung durch die Symptome oder das Vermeidungsverhalten; Einsicht, dass diese übertrieben und unvernünftig sind.
D	Die Symptome sind auf die gefürchteten Situationen oder Gedanken an diese beschränkt.
Subtyp	Tier-Typ (z.B. Insekten, Hunde) Naturgewalten-Typ (z.B. Sturm, Wasser) Blut-Injektion-Verletzungs-Typ Situativer Typ (z.B. Fahrstuhl, Tunnel) Andere Typen

Tabelle 3: Diagnostische Kriterien der Spezifischen Phobie nach DSM-5 (APA/Falkai et al., 2018[1])

Kriterium	Inhalt
A	Ausgeprägte Furcht oder Angst vor einem spezifischen Objekt oder einer spezifischen Situation (z. B. Fliegen, Höhen, Tiere, eine Spritze bekommen, Blut sehen). *Beachte:* Bei Kindern kann sich die Furcht oder Angst durch Weinen, Wutanfälle, Erstarren oder Anklammern ausdrücken.
B	Das phobische Objekt oder die phobische Situation ruft fast immer eine unmittelbare Furcht oder Angstreaktion hervor.
C	Das phobische Objekt oder die phobische Situation wird aktiv vermieden bzw. nur unter starker Furcht oder Angst ertragen.
D	Die Furcht oder Angst geht über das Ausmaß der tatsächlichen Gefahr durch das spezifische Objekt oder die spezifische Situation hinaus und ist im soziokulturellen Kontext unverhältnismäßig.
E	Die Furcht, Angst oder Vermeidung ist anhaltend, typischerweise über 6 Monate oder länger.
F	Die Furcht, Angst oder Vermeidung verursacht in klinisch bedeutsamer Weise Leiden oder Beeinträchtigungen in sozialen, beruflichen oder anderen wichtigen Funktionsbereichen.
G	Das Störungsbild kann nicht besser durch die Symptome einer anderen psychischen Störung erklärt werden. Dies umfasst Furcht, Angst und Vermeidung von Situationen, die mit panikartigen Symptomen oder anderen bedrohlich erscheinenden beeinträchtigenden Symptomen assoziiert sind (wie bei Agoraphobie); Objekten oder Situationen, die mit Zwangsinhalten verbunden sind (wie bei Zwangsstörung); Erinnerungen an traumatische Ereignisse (wie bei Posttraumatischer Belastungsstörung); Trennungen von zu Hause oder Bezugspersonen (wie bei Störung mit Trennungsangst); oder sozialen Situationen (wie bei Sozialer Angststörung).
Subtyp	F40.218 Tier-Typ (z. B. Spinnen, Insekten, Hunde) F40.228 Umwelt-Typ (z. B. Höhen, Stürme, Wasser) F40.23x Blut-Spritzen-Verletzungs-Typ (z. B. Injektionsnadeln, invasive medizinische Verfahren) F40.248 Situativer Typ (z. B. Flugzeuge, Fahrstühle, enge, geschlossene Räume) F40.298 Anderer Typ (z. B. Situationen, die zu Ersticken oder Erbrechen führen könnten; bei Kindern z. B. laute Geräusche oder kostümierte Figuren)

1 Abdruck erfolgt mit Genehmigung aus der deutschen Ausgabe des Diagnostic and Statistical Manual of Mental Disorders, Fifth Edition © 2013, Dt. Ausgabe: © 2018, American Psychiatric Association. Alle Rechte vorbehalten.

Die Abgrenzung von starker Flugangst zur Flugphobie kann schwierig sein, da der Leidensdruck eventuell nur vorhanden ist, wenn die Person das Fliegen nicht vermeiden kann (z. B. Geschäftsreise, notwendiger Besuch bei Verwandtschaft in Übersee). So kann sie die Kriterien für eine Spezifische Phobie erfüllen, wenn sie plötzlich z. B. geschäftlich fliegen muss. Zusätzlich wird im DSM-5 und in der ICD-10 noch gefordert, dass die Spezifische Phobie nicht besser durch die Symptome einer anderen psychischen Störung erklärt werden kann (z. B. die Symptome der Agoraphobie).

1.2.2 Klinische Symptomatik

Erwartungsangst vor dem Flug vs. Flugangst während des Fluges

Es gibt starke individuelle Unterschiede zwischen den Symptomen der Betroffenen. Dabei unterteilt sich die Flugangst in (1) die Erwartungsangst vor einem Flug und (2) Flugangst während des Fluges. Klinisch lässt sich der Symptombereich der Flugphobie, wie bei anderen Angststörungen auch, auf vier verschiedenen Ebenen beobachten: der emotionalen, der kognitiven, der physiologischen und der Verhaltensebene:

Vier Ebenen der Angst: emotionale (affektive), kognitive, physiologische und Verhaltensebene

- Auf *emotionaler (affektiver) Ebene* leiden Personen mit einer Flugphobie, insbesondere in Flugsituationen und teilweise schon Monate und Wochen vor einem bevorstehenden Flug, unter starker Angst. Dabei steigert sich die Erwartungsangst vor dem Flug meist bis zum eigentlichen Flug immer weiter. Diese kann bis hin zu starken panikartigen Zuständen mit vegetativen Symptomen, wie Herzrasen, Atemnot und Schweißausbrüchen, reichen. Oftmals handelt es sich um Todesangst, welche auch von Verzweiflung und Hoffnungslosigkeit begleitet werden kann.
- Auf der *kognitiven Ebene* erleben Betroffene intensive Katastrophengedanken (z. B. „Das Flugzeug wird abstürzen!" oder „Wir werden alle sterben!"). Es kommt zu einer Verzerrung der situativen Wahrnehmung: Die Aufmerksamkeit wird auf negative Aspekte der Situation, sowie möglicher Folgen gelenkt. Normale Flugereignisse wie Turbulenzen, Anschnallzeichen und Reaktionen des Flugpersonals werden als Hinweise für eine bevorstehende Katastrophe fehlinterpretiert. Ein möglicher Absturz wird dadurch als viel wahrscheinlicher eingeschätzt, als dies in Realität der Fall ist.

  In Flugsituationen leiden Beroffene unter ständiger Übererregung

  Die Distanzierung von katastrophisierenden Gedanken innerhalb einer Flugsituation gelingt Betroffenen meist nur kurzfristig. Oftmals werden sie immer wieder von vermeintlichen Hinweisreizen aus der Situation an einen möglichen Absturz erinnert und verfallen dann erneut in starke Angst. Gründe für die ständige Übererregung liegen zum einen in der Schwere der möglichen Konsequenzen eines Absturzes (schwere Verletzungen bis hin zum Tod), zum anderen in den Versuchen Betroffener, ihre Ängste und Gedanken zu unterdrücken (Wegner, 1994).

Oftmals führt die kognitive Ebene, neben den akuten Ängsten und dem Verhalten der Betroffenen, zur langfristigen Aufrechterhaltung der Symptome. Es kommt zu katastrophisierenden Gedankenkreisen, physiologischer Anspannung und Angstgefühlen. Eine bewusste Auseinandersetzung mit den Angstgedanken und deren Akzeptanz kann nicht stattfinden. Überstandene Flüge werden oftmals mit „Glück gehabt!" oder „Dieses Mal ist alles gut gegangen, aber nächstes Mal passiert es vielleicht!" fehlinterpretiert und Angstgefühle tauchen während des nächsten Fluges in ähnlicher oder gar höherer Intensität wieder auf.

- Auf *physiologischer Ebene* erleben viele Personen mit einer Flugphobie unmittelbar vor und während Flugsituationen intensive vegetative Angstsymptome. Oftmals spüren sie schon Stunden bis Tage vor dem Flug eine erhöhte Anspannung und leiden bei bevorstehenden Flügen unter einem größeren Stresslevel als ihre Mitmenschen.

  Aufgrund der Anspannung kann es zu einer als sehr negativ erlebten inneren Unruhe kommen, welche teilweise von Herzrasen und Schweißausbrüchen begleitet werden kann. Auch Schlafstörungen und Konzentrationsprobleme im Vorfeld vor einem Flug sind keine Seltenheit. Teilweise geben Betroffene auch Magen-Darm-Probleme, wie Verstopfung oder Durchfall, sowie einen erhöhten Harndrang an. Während des Fluges selbst kommt es oftmals zu einer intensiven Zunahme dieser Symptome bis hin zu Atembeschwerden, Herz-Kreislauf-Problemen und Hyperventilation. Kribbeln und Taubheitsgefühle in Armen und Beinen, sowie Hitzewallungen und Kälteschauer werden oftmals berichtet. Diese Symptome sind durch biochemische Prozesse, die durch eine Stresssituation ausgelöst werden, erklärbar: Im Körper werden bei Angst das zentrale Nervensystem, das vegetative Nervensystem und das Hormonsystem aktiv und rufen eine physiologische Angstreaktion hervor. Dabei kommt es zur Aktivierung der Sympathikus-Nebennierenmark-Achse (S-N-A). Die Aktivierung dieser Achse ist die Vorbereitung des Körpers auf körperliche Höchstleistungen im Sinne einer „Kampf-Flucht-Reaktion". Sie soll den Körper in Alarmbereitschaft versetzen und dadurch schnelle Reaktionen als Antwort auf eine (mögliche) Bedrohung erlauben. Die S-N-A beinhaltet eine Aktivierung des Stammhirns, welche Noradrenalin freisetzt und den Sympathikus aktiviert. Der Sympathikus setzt dann weiteres Noradrenalin frei und stimuliert das Nebennierenmark, welches im Folgenden vermehrt Adrenalin ins Blut freisetzt und damit verschiedene Körperreaktionen hervorruft. Zusätzlich wird die Produktion von Stresshormonen, wie Cortisol, angeregt. Zusammen führen diese Prozesse zu gesteigerter Herzfrequenz, erhöhten Blutzuckerwerten, schneller Atmung und erhöhtem Blutdruck. Die Bronchien weiten sich und die Muskeln in den Extremitäten werden vermehrt mit Nährstoffen versorgt, was zu schnellen Reaktionen befähigt. Für diese Reaktionen unwichtige Prozesse, wie Magen-Darm- und Blasen-

Betroffene erleben meist bereits Stunden vor dem Flug starke vegetative Symptome

Physiologisch kommt es in Stresssituationen zur Freisetzung von Noradrenalin, Adrenalin und Cortisol

tätigkeit, sowie die Durchblutung innerer Organe, werden verringert. Dieser Prozess ist evolutionär sehr alt und wurde früher zum Überleben in Gefahrensituationen gebraucht. Seine Aktivierung als Reaktion auf eine bevorstehende Flugsituation entspricht jedoch eher einer körperlichen Überreaktion. Es kommt zu einer Überschätzung der tatsächlichen Gefahr.

Auf der Verhaltensebene kommt es zu Vermeidungsverhalten und zu ungünstigen Bewältigungsstrategien

- Auf der *Verhaltensebene* lassen sich zwei Strategien unterscheiden: Vermeidungsverhalten und ungünstige Bewältigungsstrategien. Zu den *Vermeidungsstrategien* zählt die komplette Vermeidung von Flugreisen und kurzfristige Absagen geplanter Flüge. Wenn Patienten mit Flugangst dann doch fliegen, zeigt sich in ihrem Verhalten oft ein „Erstarren“: Sie klammern sich an ihren Sitz und getrauen sich oft nicht aufzustehen. Sie können oft nichts essen, lassen sich nicht ablenken und sind kaum ansprechbar. Weitere *ungünstige Bewältigungsstrategien* sind auch die Einnahme von angstlösenden Mitteln, wie Benzodiazepinen oder Schlafmitteln und der Konsum von Alkohol und anderen Substanzen vor und während des Fluges. Zu den ungünstigen Bewältigungsstrategien zählen auch die zuvor bei der kognitiven Ebene behandelten Strategien, mit den Ängsten gedanklich umzugehen.

1.3 Epidemiologie

Prävalenzrate einer Flugphobie liegt bei 2.5 %

In ihrem Review berichten Oakes und Bor (2010a) eine durchschnittliche Punktprävalenz von 2.5 % für eine *Flugphobie* in der Erwachsenenbevölkerung.

Diagnostiziert nach DSM-IV-Kriterien finden sich außerdem folgende Prävalenzzahlen: 1.6 % (Oosterink et al., 2009) und 2.9 % (Stinson et al., 2007). Damit handelt es sich bei der Flugphobie, nach Tierphobien (4.7 %) und Höhenphobie (4.5 %) um die dritthäufigste Phobie (Stinson et al., 2007).

Für *Flugangst* geben die Autoren durchschnittliche Prävalenzen zwischen 35 % und 40 % und für starke Flugangst von 17 % und 20 % an. Dabei berichten sie starke Schwankungen in den Prävalenzzahlen zwischen den Studien. Dies habe zwei Gründe: (1) unterschiedliche Definitionen für Flugangst und (2) unterschiedliche Methoden zur Erhebung der Prävalenzzahlen. Eine Übersicht zu verschiedenen Studien zur Prävalenz von Flugangst und Flugphobie befindet sich in Tabelle 4.

Tabelle 4: Häufigkeit von Flugangst und Flugphobie

Studie	Stichprobe	Messinstrumente	Prävalenzzahlen
Agras, Sylvester & Oliveau (1969)	325 Erwachsene aus der Region Burlington in den USA	Interviews auf Grundlage verschiedener Angstfragebögen	Flugangst: 19.8 % (10.5 % Männer; 27.4 % Frauen) Intensive Flugangst: 10.9 % (7.0 % Männer; 14.4 % Frauen)
Dean & Whitaker (1982)	4 119 Erwachsene aus zwei großen Umfragen	Interviews	Flugangst: 16.9 % (10.0 % Männer; 23.5 % Frauen)
Fredrikson et al. (1996)	704 Personen (Alter zwischen 18 und 70 Jahren) aus Schweden	Ja-/Nein-Fragen zur Flugangst auf Grundlage der DSM-IV-Kriterien	Flugangst: 18.4 % (13.7 % Männer; 22.7 % Frauen) Flugphobie: 2.6 % (1.8 % Männer; 3.2 % Frauen)
Curtis et al. (1998)	8 098 Personen (Alter zwischen 15 und 54 Jahren) aus den USA	Composite International Diagnostic Interview (CIDI) der Weltgesundheitsorganisation basierend auf dem Klassifikationssystem DSM-III-R	Lebenszeitprävalenz Flugangst: 13.2 % Lebenszeitprävalenz Flugphobie: 3.5 %
Institut für Demoskopie Allensbach (2003)	7 043 Personen ab 16 Jahren aus der deutschen Allgemeinbevölkerung	Befragung mit spezifischen Fragen zur Flugangst	Flugangst/Unbehagen: 38 % (32 % Männer; 44 % Frauen) Intensive Flugangst: 16 % (12 % Männer; 24 % Frauen)
Depla et al. (2008)	7 076 Personen (Alter zwischen 18 und 64 Jahren) aus den Niederlanden	DSM-III-R-Kriterien der Einfachen/Spezifischen Phobie	Lebenszeitprävalenz Flugangst: 6.9 % Lebenszeitprävalenz Flugphobie: 2.5 %

Geschlechtsunterschiede bei der Manifestation einer Flugphobie

Über alle Studien hinweg zeigt sich ein deutlicher *Geschlechtsunterschied:* Frauen sind signifikant häufiger von Flugangst und Flugphobie betroffen als Männer. Dies entspricht auch den Prävalenzzahlen für andere Spezifische Phobien, bei denen Frauen auch meist doppelt so häufig betroffen sind wie Männer (insbesondere Spezifische Phobien des Tiertypus und des situativen Typus).

Gründe für diese Geschlechtsunterschiede konnten bisher nicht gefunden werden. Als mögliche Ursache werden u.a. genetische und/oder Umwelteinflüsse diskutiert. Auch scheint sich der Angstinhalt zwischen Frauen und Männern zu unterscheiden. Während nach Van Gerwen (2004) bei Frauen die Angst vor einem Absturz im Vordergrund steht, scheinen Männer sich eher vor dem fehlenden Einfluss auf das Geschehen im Cockpit zu fürchten. Auch litten bei seiner Studie mehr Frauen unter Klaustrophobie, während Männer eher unter einer zusätzlichen Höhenangst litten.

Prävalenzzahlen sind über die Jahre hinweg konstant geblieben

Die Prävalenzzahlen für Flugangst und Flugphobie sind, trotz vermehrter Nutzung von Flugzeugen durch die Allgemeinbevölkerung, über die letzten 40 Jahre konstant geblieben. Obwohl das Fliegen immer sicherer geworden ist, hat die Flugangst in der Bevölkerung offenbar nicht abgenommen. Der Mensch scheint sich nicht so einfach an das Fliegen zu gewöhnen (vgl. dazu Ausführungen zur „Preparedness“ in Kapitel 2.1).

1.4 Verlauf und Prognose

Aus einer leichten Flugangst kann zum Beispiel aufgrund zusätzlicher negativer Flugerlebnisse über die Zeit eine Flugphobie werden. Betroffene fliegen zwar meist gerade am Anfang der Störung weiter, haben aber eine starke Erwartungsangst. Oftmals kommt es zu kognitiven Vermeidungsstrategien innerhalb der Flugsituationen, was eine Habituation verhindert (vgl. Kapitel 1.2.2). Die starken Angstgefühle während der Flüge führen zu einer Verstärkung der Erwartungsangst und setzen damit eine Negativspirale in Gang, welche die Störung immer weiter verstärkt. Oftmals vermeiden Betroffene im Verlauf der Erkrankung das Fliegen ganz und nutzen andere Verkehrsmittel für ihre Reisen. Dies führt im Alltag erst dann zu Leidensdruck, wenn Flugreisen aufgrund familiärer oder beruflicher Aktivitäten unausweichlich werden.

1.5 Diagnostische und differenzialdiagnostische Einordnung

Flugphobie zählt zu den Spezifischen Phobien

Die Flugphobie ist keine eigenständige diagnostische Kategorie, sondern wird in beiden Klassifikationssystemen unter den Spezifischen Phobien geführt (vgl. Kapitel 1.2.1). Sie gehört zu den Spezifischen Phobien des situativen Typus. Zur Diagnostik können verschiedene Verfahren, wie Selbst- und Fremdbeurteilungsverfahren, sowie diagnostische Interviews genutzt werden. Eine Übersicht zu diagnostischen Instrumenten, die zur Diagnosestellung unterstützend eingesetzt werden können, findet sich in Kapitel 3.

1.5.1 Differenzialdiagnostik

Die Flugphobie überschneidet sich in einigen Diagnosekriterien von anderen Angststörungen, weshalb differenzialdiagnostische Überlegungen sehr wichtig sind. Dabei ist jedoch zu bedenken, dass auch jeweils beide Störungsbilder im Sinne einer Komorbidität gemeinsam auftreten können.

Flugphobie muss von anderen Angststörungen abgegrenzt werden

Flugphobie und Agoraphobie

Die Abgrenzung der Agoraphobie kann über zwei Merkmale erfolgen: (1) Die Anzahl der angstauslösenden und/oder vermiedenen Situationen und (2) die Art der Befürchtungen (DSM-5). Entsprechend Punkt (1) sollte eine Agoraphobie diagnostiziert werden, wenn eine Person zwei oder mehr unterschiedliche Situationsarten fürchtet (z. B. Fliegen, Menschenmengen) und eine Spezifische Phobie des situativen Typus, wenn eine Person mehrere Situationen aus derselben Situationsart (z. B. Fliegen und Liftfahren) fürchtet. Gemäß Punkt (2) sind die Befürchtungen bei einer Flugphobie auf die externen situativen Gefahren bezogen (z. B. kaputtes Triebwerk, Absturz), während Personen mit einer Agoraphobie eher eine Panikattacke, einen Kontrollverlust und fehlende Fluchtmöglichkeiten befürchten.

Nachfolgend einige nähere Erläuterungen und Beispiele zu dieser manchmal schweren Abgrenzung. Die Unterscheidung zwischen einer Flugphobie und einer Agoraphobie kann manchmal deshalb schwierig sein, da bei der Agoraphobie oft auch das Fliegen große Angst auslöst und vermieden wird. Zur Abgrenzung der Agoraphobie von der Spezifischen Phobie können die unterschiedlichen Inhalte der Ängste genutzt werden: Typisch für die Spezifische Phobie sind konkrete Ängste vor Gefahren der Situation (z. B. Angst vor Turbulenzen, technischen Defekten und Absturz). Hingegen steht bei der Agoraphobie die Angst vor dem Eingeschlossen sein im Vordergrund. Zusammenfassend kann starke Flugangst (a) als isolierte Spezifische Phobie des situativen Typus oder (b) als Symptom einer Agoraphobie diagnostiziert werden. Außerdem sind auch beide Diagnosen gleichzeitig möglich. Auch kann aktuell eine Flugphobie im Sinne einer Spezifischen Phobie diagnostiziert werden und eine Agoraphobie in der Vergangenheit. Empirisch wird diese diagnostische Unterteilung durch verschiedene Studien gestützt (vgl. z. B. Vriends et al., 2012; Wilhelm & Roth, 1997). Wilhelm und Roth (1997) fanden in ihrer Untersuchung, dass alle Patienten die Kriterien der Einfachen Phobie nach DSM-III-R-Kriterien erfüllten, wobei 27 % auch die Kriterien für eine Panikstörung mit Agoraphobie erfüllten. In unserer eigenen Untersuchung (Vriends et al., 2012) erfüllten alle Studienteilnehmer die Kriterien einer Flugphobie im Sinne einer Spezifischen Phobie, zusätzlich erfüllten 21 % der Probanden die Kriterien einer Agoraphobie.

Abgrenzung zwischen einer Flugphobie und einer Agoraphobie kann schwierig sein

Überschneidung der Symptomatik von Flugphobie und anderen Angststörungen beträgt bis zu 30 %

Neben der Überschneidung mit Agoraphobie kann sich die Flugphobie auch mit den Kriterien anderer Spezifischer Phobien und Ängste überschneiden. Van Gerwen et al. (1997) fanden in ihrer Untersuchung an Menschen mit Flugphobie, dass zusätzlich 28 % an Höhenangst, 15 % an sozialen Ängsten, 5 % an Angst vor Wasser und 4 % an Angst vor Dunkelheit litten. Außerdem fanden sie, dass 27 % der Menschen mit Flugangst die Abgabe von Kontrolle („Loss of control“) fürchteten.

Flugphobie und Panikstörung

Personen mit einer Flugphobie können auch unter Panikattacken leiden. Dabei treten diese jedoch nur vor oder in den spezifischen Flugsituationen auf, während sie bei einer Panikstörung wiederholt unerwartet in verschiedenen Situationen auftreten.

Flugphobie und Posttraumatische Belastungsstörung (PTBS)

Flugphobie kann auch nach einem Trauma entstehen

Symptome einer Flugphobie können sich auch nach einem traumatischen Ereignis entwickeln. In solchen Fällen sollte eine PTBS differenzialdiagnostisch in Betracht gezogen werden. Die Diagnose einer PTBS sollte dabei vergeben werden, wenn die angstauslösende, bzw. vermiedene Situation im direkten Zusammenhang mit dem Trauma steht (z. B. Erleben eines Flugzeugabsturzes). Auch sind hier die weiteren Symptome der PTBS differenzialdiagnostisch bedeutsam: Leidet der Betroffene u. a. zusätzlich im Alltag unter Flashbacks, Alpträumen, Schlafschwierigkeiten, dissoziativen Symptomen, so ist eine PTBS zu diagnostizieren (Konermann & Zaudig, 2003).

Flugphobie und Generalisierte Angststörung (GAS)

Symptome einer GAS treten situationsunabhängig auf und betreffen verschiedene alltägliche Bereiche, während eine Flugphobie konkret fassbare Ängste vor dem Fliegen beinhaltet. Außerdem wird bei einer GAS im Normalfall nicht vermieden, während es bei Flugphobien häufig auch zu Meidungsverhalten kommt (Konermann & Zaudig, 2003).

Flugphobie und Schizophrenie-Spektrum und andere psychotische Störungen

Sollte wahnhaftes Denken der Auslöser für die Flugangst und das Vermeidungsverhalten sein, so sollte die Diagnose einer Flugphobie nicht gestellt werden (DSM-5).

1.5.2 Komorbidität

Zahlen zur Komorbidität bei Flugphobie gibt es nur sehr wenige, da die Flugphobie keine distinkte diagnostische Kategorie darstellt und Komorbiditätszahlen in Studien oftmals nur für die Gesamtkategorie „Spezifische Phobien" ermittelt werden. Magee, Eaton, Wittchen, McGonagle und Kessler (1996) fanden für Spezifische Phobien eine Lebenszeitprävalenz von 45.6 % für eine komorbide Agoraphobie und von 37.6 % für eine Soziale Phobie. In einer epidemiologischen Studie fanden Goisman et al. (1998) bei 115 Personen mit einer Spezifischen Phobie nach DSM-III-R folgende Komorbiditäten: 10 % Zwangsstörungen, 15 % PTBS, 31 % Depressionen, 34 % Alkoholmissbrauch und 21 % Substanzmissbrauch. Curtis et al. (1998) konnten zeigen, dass bei den meisten Patienten mit Spezifischer Phobie mehrere angstauslösende Objekte/Situationen über die Lebenszeit vorhanden sind. Bezogen auf die Komorbidität mit anderen Angststörungen zeigten Curtis et al. (1998), dass die Lebenszeitprävalenz für weitere Angststörungen unter Abhängigkeit der Anzahl Spezifischer Phobien steigt.

Nur wenige Studien zur Komorbidität einer Flugphobie mit anderen Störungen vorhanden

Die wenigen Studien zur *Komorbidität bei Flugphobie* zeigen ein ähnliches Bild, wie zu Spezifischen Phobien allgemein. Van Gerwen et al. (1997) haben bei Personen mit Flugangst zusätzlich Höhenangst (28 %), soziale Ängste (15 %), Angst vor Wasser (5 %) und Angst vor Dunkelheit (4 %) gefunden. In ihrer Studie fanden Depla et al. (2008) bei Personen mit Flugphobie eine Lebenszeitprävalenz für andere Angststörungen von 59.3 %, für Affektive Störungen von 56.0 % und für Substanzstörungen von 22.7 %. Eine Punktprävalenz von 27 % für Agoraphobie bei Flugangstpatienten fanden Wilhelm und Roth (1997). Weiterhin fanden sie 30 % Komorbidität mit Höhenangst und 11 % mit Angst vorm Fahren. 5 % ihrer 66 Studienteilnehmer hatten zusätzlich eine PTBS, 22 % hatten früher eine Depressive Episode, 8 % litten früher unter Substanzabhängigkeit, 5 % unter einer Sozialen Phobie, 3 % unter Zwangsstörungen und 8 % unter GAS. Kinnunen (1996) fand eine Prävalenz der Klaustrophobie von 43 % und der Akrophobie von 53 % bei Personen mit Flugangst.

2 Störungstheorien und -modelle

2.1 Preparedness

Angst = lebenswichtige biologische Funktion

Angst ist eine biologische Reaktion, welche das Überleben sichern kann, da sie der Signalisierung und Vermeidung von Gefahren dient. Entsprechend versetzt Angst als körperliche Reaktion den Menschen in die Lage, schnell mit Flucht oder Verteidigung zu reagieren.

Aufgrund dieser Eigenschaft der Angst geht man von einer biologischen und genetischen Basis für Ängstlichkeit aus. *Preparedness-Theorien* gehen davon aus, dass bestimmte Reiz-Reaktions-Verbindungen schneller gelernt werden, weil sie evolutionär biologisch vorbereitet sind (Seligman, 1971; Öhman et al., 1985). So gibt es über verschiedene Kulturen hinweg ähnliche Verteilungen von Ängsten, welche weder den Häufigkeiten der Reize im alltäglichen Leben, noch deren Wahrscheinlichkeit für unangenehme Erfahrungen entspricht. So zeigte sich u. a. in Laborexperimenten, dass Menschen leichter auf Ängste vor Höhe und Spinnen konditionierbar sind, als auf solche vor Blumen oder Autos. Beim Fliegen wird generell von einer *erhöhten Preparedness* (Seligman, 1971) ausgegangen und damit von einer erhöhten biologischen Vorbereitung des Lernens von Flugangst. Verschiedene Eigenschaften des Fliegens können diese Preparedness auslösen. So ist z. B. die Bewegung in der Luft ungewohnt. Passagiere eines Flugzeugs machen dabei oftmals ungewohnte körperliche Erfahrungen: Starke Beschleunigung, ungewohnte Drehbewegungen, das Gefühl des Fallens und Schüttelns bei Turbulenzen wirken auf den Körper ein (Wilhelm & Roth, 1997). Dies kann, zusammen mit der Abgabe der Kontrolle an eine fremde Person, dem Eingeschlossen sein und dem fehlenden Überblick über die Situation, zu einer Interpretation der Situation als gefährlich führen.

2.2 Theorien zur Entstehung von Spezifischen Phobien

2.2.1 Zwei-Faktoren-Theorie nach Mowrer

Zwei-Faktoren-Theorie nach Mowrer zur Entstehung einer Angststörung

Lange Zeit galt die Zwei-Faktoren-Theorie nach Mowrer als wichtigste Theorie zur Entstehung von Phobien: Mowrer nahm an, dass Phobien durch klassische Konditionierung ausgelöst und durch operante Konditionierung aufrechterhalten werden.

Klassische Konditionierung nach Pawlow

Klassische und operante Konditionierung

Aufgrund des gleichzeitigen Auftretens eines emotionsauslösenden Reizes mit einem neutralen Reiz kommt es zur Übertragung der emotionalen Reaktion auf den neutralen Reiz (vgl. Abbildung 1). In Bezug auf Flugangst bedeutet dies: Ein unkonditionierter Angstreaktionsauslösereiz (Unkonditionierter Stimulus, z.B. Notlandung, schwere Turbulenzen, Durchstarten) führt beim Fliegen (Neutraler Stimulus) zu einer körperlichen Angstreaktion (Unkonditionierte Reaktion). Die Angstreaktion wird auf die Flugsituation übertragen (Konditionierte Reaktion) und der neutrale Stimulus zum Konditionierten Stimulus. Dadurch kann später schon das Fliegen allein die Angstreaktion auslösen.

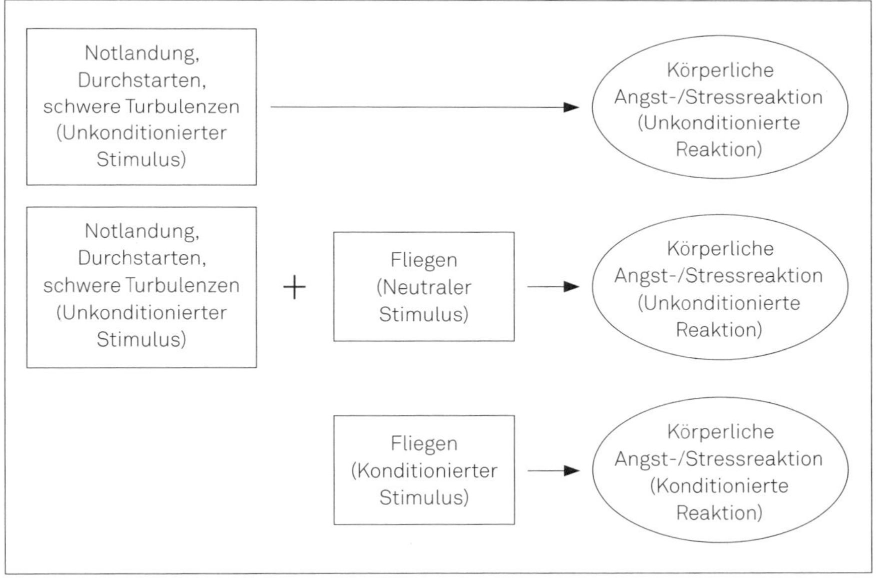

Abbildung 1: Klassische Konditionierung bei Flugphobie

Oftmals reichen ungewohnte Flugbewegungen als unkonditionierter Angstreaktionsauslöser aus

Ungewohnte Flugbewegungen, wie z.B. Turbulenzen, können bei vielen Passagieren Angst auslösen, da diese oft mit Gedanken an Gefahr und einen drohenden Absturz verbunden sind und können diese Angst auf das Fliegen generell übertragen (vgl. Schindler et al., 2016). Neben der Flugsituation selbst können im Verlauf aufgrund von Generalisierungsprozessen auch Hinweisreize auf das Fliegen, wie Berichte im Fernsehen, der Flughafen, Flugzeuge am Himmel und Gedanken an das Fliegen, Angst auslösen.

Operante Konditionierung nach Skinner

Die operante Konditionierung geht davon aus, dass Individuen Verhalten als Reaktion auf Konsequenzen aus ihrer Umwelt zeigen, d.h. die Konsequenz, die auf ein Verhalten folgt, entscheidet über dessen weitere Auftretenswahrscheinlichkeit. Wird ein Verhalten belohnt, wird es infolgedessen häufiger gezeigt. Bei Angststörungen scheint vor allem die negative Verstärkung für Aufrechterhaltung und Verstärkung der Störung verantwortlich zu sein: Aufgrund der Flugangst stellt das Fliegen einen negativen Stimulus dar. Alle mit dem Fliegen verbundenen Situationen und Orte (Konditionierte Stimuli) führen automatisch zur Auslösung der Angstreaktion (Konditionierte Reaktion). Das Aufschieben und Vermeiden von Flügen und damit verbundenen Orten führt kurzfristig zu einem Wegfall des konditionierten Stimulus und damit zu einem Abfall der Angstreaktion. Leider scheint dies aber auch die Annahme zu bestätigen, dass der Stimulus gefährlich gewesen sei und führt dadurch langfristig zu einer Verstärkung des Meidungsverhaltens.

Bei Angststörungen spielt die negative Verstärkung eine große Rolle

Beispiel: Operante Konditionierung bei Flugangst

Frau K. berichtet in der Therapie von den Anfängen ihrer Flugangst: Ihr Flugzeug musste beim Rückflug *(Neutraler Stimulus)* einer Ferienreise 2013 notlanden, da sich Rauch im Cockpit ausgebreitet hatte. Für Frau K. war dies ein sehr negatives Erlebnis (Unkonditionierter Stimulus) und sie hatte Todesangst *(Unkonditionierter Reaktion)*. Drei Wochen später wollte sie zu ihrer Tochter nach Berlin fliegen. Auf dem Weg zum Flughafen überkam sie wieder Angst und sie erlitt eine Panikattacke *(Konditionierte Reaktion)*. In deren Folge sagte sie den Flug ab, wodurch sich ihre Angstsymptome sofort besserten. Sie versuchte in dem folgenden halben Jahr noch dreimal zu fliegen, wobei sie die Flüge immer kurzfristig absagte, da sie die Angst *(Konditionierte Reaktion)* davor nicht aushielt. So wurde die Absage der Flüge und damit des Vermeidungsverhaltens zu einer Belohnung, da sie jeweils einen schnellen Angstabfall erlebte. Ihre konditionierte Angstreaktion (Klassische Konditionierung) wurde so durch negative Verstärkung (Operante Konditionierung) gefestigt. Im weiteren Verlauf lösten bereits Berichte übers Fliegen im Fernsehen oder Radio so starke Angst bei ihr aus, dass sie diese wegschaltete.

Fazit: Zwei-Faktoren-Theorie

Die Theorie reicht nicht aus, um die Entstehung der Spezifischen Phobien bei allen Patienten zu erklären. Insbesondere die Entstehung der Angst durch klassische Konditionierung kann nicht bei allen Patienten nachgewiesen werden: Es können sich nur ca. 50 % der Patienten mit einer Spezifischen Phobie an eine oder mehrere direkte aversive Lernerfahrung mit dem gefürchteten Objekt erinnern (Öst, 1985). Drei weitere Studien zur klassischen Konditionierung bei Flugangst (Mc Nally & Louro, 1992; Schindler et al., 2016; Wilhelm & Roth, 1997) zeigen, dass etwa die Hälfte der Personen entsprechende Lernerfahrungen im Vorfeld einer Flugphobie gemacht haben. Im Gegensatz dazu fanden Nousi et al. (2008) nur bei 6 % ihrer Probanden einen „ereignisreichen oder traumatischen Flug" im Vorfeld der Flugphobie.

Auch der Versuch, Ängste durch klassische Konditionierung in Laborexperimenten auszulösen, führte in verschiedenen Experimenten zu kontroversen Ergebnissen: Während einige Experimente vormals neutrale Reize zu Angstauslösern konditionieren konnten (z. B. Jones, 1931; Watson & Rayner, 1920), konnten andere Studien diese Ergebnisse nicht replizieren (English, 1929; Bregman, 1934).

2.2.2 Three-Pathway-Theorie nach Rachman

Diese Theorie geht davon aus, dass Phobien auf *drei* verschiedene Arten entstehen können. Dabei sind nach Rachman (1977) neben der oben bereits beschriebenen klassischen und operanten Konditionierung auch Lernprozesse durch Modell- und Informationslernen möglich. Er geht davon aus, dass alle drei Theorien einzeln oder in Kombination Auslöser einer Phobie sein können.

Modell- und Informationslernen als weitere wichtige Lerntheorien

Modelllernen nach Bandura

Beim Modelllernen kommt es aufgrund der Beobachtung eines ängstlichen Modells zu Konditionierungsprozessen beim Beobachter: Er sieht die Angst beim Modell und interpretiert daraufhin die Situation, in welcher das Modell die Angst zeigt, als potenziell gefährlich. Infolgedessen kommt es dazu, dass der Beobachter selbst in der Situation Angst entwickelt, auch wenn das Modell nicht mehr anwesend ist. Modelllernen wird vor allem dann als mögliche Ursache angenommen, wenn Phobien bereits in der Kindheit begonnen haben: Kinder erleben die Angst ihrer Eltern vor dem Fliegen und diese überträgt sich, ohne eigenes negatives Erlebnis, auf sie. Dies kann z. B. auch geschehen, wenn Eltern das Fliegen aus Angst meiden.

Besonders bei Kindern spielt Modelllernen eine große Rolle

Bei Flugangst scheint das Lernen am Modell, im Gegensatz zu anderen Phobien, eine eher untergeordnete Rolle zu spielen (Schindler et al., 2016). Für das Modelllernen nach Beobachtung gibt es bisher keine Studie, die signifikante Ergebnisse der Flugphobie-Gruppe gegenüber einer Kontrollgruppe aufzeigen können.

Informationslernen

Medienberichte können uns negativ beeinflussen

Beim Informationslernen kommt es aufgrund negativer Berichte (z. B. in den Medien) dazu, dass der Lernende die negative Wertung übernimmt und dadurch die Situation nachfolgend auch selbst als negativ bewertet. In Bezug auf die Flugphobie kann dies Folgendes bedeuten: Eine Person sieht im Fernsehen einen Bericht über einen Flugzeugabsturz und wertet infolgedessen das Fliegen als gefährlich. Vor dem nächsten Flug stellt sich ein Gefühl von Gefahr beim Betroffenen ein, und er bekommt Angst vor dem Flug.

Diese Form des Lernens scheint bei Flugangst eine Rolle zu spielen: Viele Personen mit Flugangst berichten, im Vorfeld der Angst Berichte über Flugunglücke und andere negative Berichte zum Fliegen gesehen, gehört oder gelesen zu haben. Es scheint, als seien diese Informationen für die Entstehung der Angst mitverantwortlich. Lernen über Medien scheint spezifisch für die Flugphobie zu sein, so zeigen Studien, dass andere Spezifische Phobien von Medienberichten weniger beeinflusst sind (vgl. Menzies & Clarke, 1995). Dennoch ergeben bisherige Studien auch für Flugphobien eher geringe Effekte: So können zwar drei Studien zeigen, dass negative Informationen die Flugangst bei Betroffenen in ca. 70 % der Fälle verstärken, nicht aber auslösen können (Mc Nally & Louro, 1992; Schindler et al., 2016; Wilhelm & Roth, 1997).

Fazit: Three-Pathway-Theorie

Spontane Entstehung kann nicht erklärt werden

Auch die Three-Pathway-Theorie reicht nicht aus, um die Entstehung von Flugphobien allumfassend zu erklären. Nicht für jede Flugangst kann einer der drei Wege für die Entstehung nachgewiesen werden. So gibt es z. B. auch Ängste, die spontan entstanden sind, ohne Vorgeschichte und ohne Erklärung. Außerdem zeigen Studien, dass auch Personen ohne Flugangst Medienberichte zu Flugunglücken usw. gehört und gelesen haben, diese jedoch auf sie weniger Einfluss zu haben scheinen.

2.2.3 Vulnerabilitäts-Stress-Modell als Erklärungsansatz bei Flugangst und Flugphobie

Vulnerabilität – genetisch

Auf Grundlage der oben beschriebenen biologischen und genetischen Basis für Ängstlichkeit geht man heutzutage von einer menschlichen Bereitschaft aus, Angststörungen zu entwickeln.

Individuelle Unterschiede in der Konditionierbarkeit

Neben der generellen Preparedness gibt es dabei auch *individuelle Unterschiede* in der Konditionierbarkeit: Nach negativen Erlebnissen entwickeln nicht alle

Menschen Ängste. In Studien zur Flugphobie berichten u.a. auch Kontrollpersonen von negativen Flugereignissen, negativen Medienberichten und ängstlichen Modellen, ohne jedoch dadurch eine Flugphobie entwickelt zu haben (z.B. Schindler et al., 2016). Studien haben gezeigt, dass manche Menschen eine genetische Disposition besitzen, auf potenziell bedrohliche Reize mit der Aktivierung des Furchtsystems zu reagieren (u.a. Hamm, 2006). Auch die Veranlagung zur erhöhten Konditionierbarkeit für Angstreize kann vererbt werden.

Auch Personen ohne Flugphobie berichten negative Erlebnisse

Die genauen Ursachen für diese individuellen Unterschiede sind bisher wenig untersucht. Manche Personen sind durch *Prädispositionen*, z.B. eine stärkere Aktivierung des Behavior-Inhibition-Systems (Gray, 1990) und Sensitivität für Ekel und Abneigung („disgust sensitivity"; Muris et al., 1999), vulnerabler als andere. So zeigte sich u.a. in einer Studie, dass Menschen mit einer hohen *Angstsensitivität* (Tendenz, Körpersymptome als gefährlich zu interpretieren dadurch ängstlich auf diese zu reagieren) leichter konditionierbar sind als Personen mit einer geringen Angstsensitivität. Die Angstsensitivität scheint dabei einen Moderator zwischen somatischen Erlebnissen und Flugangst darzustellen (Vanden Bogaerde & De Raedt, 2011). Auch eine starke *physiologische Veranlagung* zu Reiseübelkeit und Schwindel kann zur Entstehung von Flugphobien beitragen (Oakes & Bor, 2010a; Wilhelm & Roth, 1997). Die Bewegungen des Flugzeugs und die Umgebung in der Kabine, die keine visuelle Orientierung erlauben, können, bei entsprechend veranlagten Personen, zu diesen Symptomen führen.

Auch *genetische Faktoren* und *Persönlichkeitseigenschaften*, wie Neurotizismus und Introversion, werden mit einer erhöhten Konditionierbarkeit auf aversive Reize in Zusammenhang gebracht (Hamm, 2006; Michael et al., 2007). Hohe Ausprägungen dieser Eigenschaften können zu einem erhöhten habituellen Erregungsniveau führen, was aversives Konditionieren beschleunigen und verstärken kann (vgl. Michael et al., 2007).

Vulnerabilität für Angststörungen kann sowohl genetisch verankert als auch erworben sein

Vulnerabilität – erworben

Zu den *erworbenen Vulnerabilitäten* zur Angstbereitschaft gehören vor allem frühe Kindheitserfahrungen. Das *psychosoziale Milieu* scheint, vor allem bei Kindern, Einfluss auf die Entwicklung von Ängsten zu haben: Sichere Bindungen und Schutz bei Gefahren wirken sich eher protektiv aus, während u.a. instabile Beziehungen, Angstmodelle, Überforderung, Traumata, mangelnde Kompetenzerfahrungen, Verluste und Trennungen negative Auswirkungen haben (Kossak & Zehner, 2011). Fehlende Unterstützung beim Neugierverhalten von Kindern gegenüber neuen Reizen und der Hilfe bei der Reduktion von Furchtreaktionen scheinen sich negativ auf das Gefühl der Kontrollierbarkeit der Umwelt und den Umgang mit Stressoren auszuwirken (Hamm, 2006). Nach Coplan et al. (1996) führt das Aufwachsen in einem unkontrollierbaren Umfeld zu einer chronischen Erhöhung der Ausschüttung von Stresshormonen bis ins Erwachsenenalter. Durch eine ständige Aktivierung des Furchtsystems kann es dabei zu einem Zustand der Hypervigilanz gegenüber potenziell bedrohlichen Reizen kommen und damit zu einer Vulnerabilität für Angststörungen.

Evaluative Konditionierbarkeit

Besonders in der Kindheit kann es zusätzlich zu evaluativer Konditionierung[2] und Modelllernen innerhalb der Familie kommen. So kann es Kinder beispielsweise negativ beeinflussen, wenn innerhalb der Familie das Fliegen negativ bewertet wird („Fliegen ist viel zu laut/gefährlich/belastet die Umwelt."). Dies kann durch *evaluative Konditionierung* zu einer negativen Einstellung gegenüber dem Fliegen beim Kind führen. Gegenteilig ist auch eine positive Beeinflussung („Fliegen ist spannend/faszinierend.") möglich. Durch ein ängstliches Modell können die Kinder auch Angst vor dem Fliegen entwickeln. In einer Studie berichten u. a. 37 % der untersuchten Patienten von einer Flugangst bei Vater oder Mutter (Schindler et al., 2016). Kinder, die häufig miterleben, wie ihre Eltern vor und während eines Fluges große Angst haben, könnten dadurch negativ beeinflusst werden.

Stress

Stress hat Einfluss auf die situative Konditionierbarkeit

Auch aktuelle situative Faktoren scheinen Einfluss auf die Konditionierbarkeit von Individuen zu haben.

So konnte u. a. eine Studie von Schindler et al. (2016) zeigen, dass die Patientengruppe im Gegensatz zur Kontrollgruppe während ihrer negativen Flugerfahrungen an einem erhöhten Stressniveau durch einschneidende Lebensereignisse litt, was vermutlich ihre „Konditionierbarkeit" positiv beeinflusste. Unterstützt wird diese Annahme auch von Wilhelm und Roth (1997), welche bei Flugphobie-Patienten eine erhöhte Anzahl von einschneidenden Lebensereignissen zu Beginn der Flugphobie fanden. Ähnliche Befunde finden sich auch für andere Angststörungen (z. B. Bouton et al., 2001).

Vulnerabilitäten können gemeinsam mit akutem Stress zur Entstehung von Angststörungen führen (vgl. Abbildung 2).

Bei der Entstehung der Störung können Prozesse der Klassischen Konditionierung, sowie Modelllernen und Instruktionslernen involviert sein. *Aufrechterhalten* werden die Ängste u. a. durch operante Konditionierung (negative Verstärkung des Vermeidungsverhaltens), Änderung der Aufmerksamkeit und Interpretationen.

---

2 *Evaluative conditioning* ist ein Effekt, der beobachtet werden kann, wenn ein neutraler Reiz mit einem affektiv bedeutsamen Reiz wiederholt gemeinsam dargeboten wird und der neutrale Reiz durch diese Kontiguität ebenfalls eine dem affektiv bedeutsamen Reiz ähnliche, affektive Bedeutung erlangt (Wirtz, 2020).

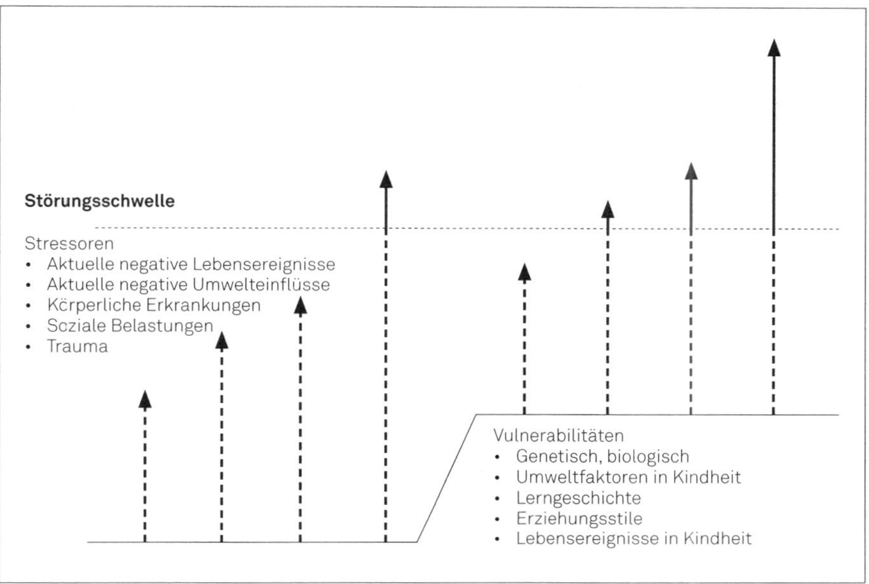

Abbildung 2: Vulnerabilitäts-Stress-Modell

Das Vulnerabilitäts-Stress-Modell stellt ein eher allgemeines Modell dar, welches für verschiedene Störungsbilder angewendet werden kann (z. B. Schizophrenie). Ein direkt auf die Flugphobie entwickeltes Modell stellt hingegen das Modell von Schindler (2016) dar, welches im Folgenden genauer erläutert werden soll.

2.2.4 Erklärungsmodell zur Entstehung der Flugphobie von Schindler

Flexibles Modell zur Entstehung und Aufrechterhaltung der Flugphobie

Das Modell von Schindler (2016) ist in Abbildung 3 dargestellt. Dabei handelt es sich um ein flexibles Modell, das individuell angepasst und in der Therapie ausgefüllt werden kann und sich sowohl mit der Entstehung, als auch der Aufrechterhaltung der Störung befasst.

Neben dem hier dargestellten Modell wurde ein Arbeitsblatt für Therapeuten entwickelt, welches als Grundlage für die Besprechung mit einem Patienten dienen kann (vgl. „Arbeitsblatt für Therapeuten: Entstehung von Flugangst" im Anhang, S. 79). Zusätzlich wurde auch ein Arbeitsblatt für Patienten mit leeren Feldern entwickelt, das gemeinsam mit dem Patienten ausgefüllt werden kann (vgl. „Arbeitsblatt für Patienten: Entstehung von Flugangst" im Anhang, S. 80).

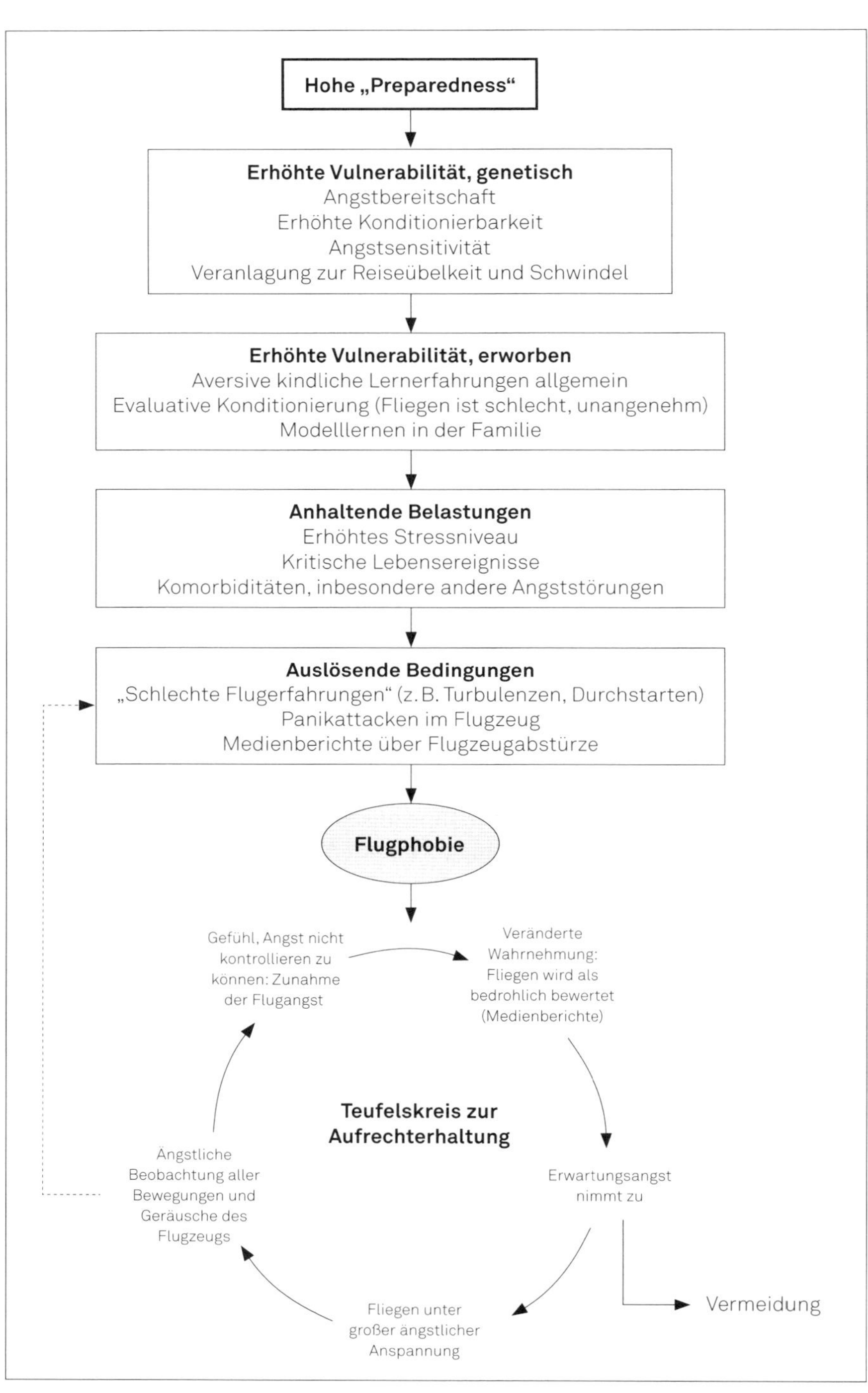

Abbildung 3: Erklärungsmodell zur Entstehung von Flugphobie

Entstehung von Flugangst und Flugphobie

Beim Fliegen wird generell von einer *erhöhten Preparedness* (Seligman, 1971) ausgegangen und damit von einer erhöhten biologischen Vorbereitung des Lernens von Flugangst (vgl. Kapitel 2.1). Neben der erhöhten Preparedness des Fliegens, welche wahrscheinlich alle Menschen betrifft, gibt es auch eine individuell *erhöhte genetische* und *erworbene Vulnerabilität* zur Entwicklung von Phobien (vgl. Kapitel 2.2.3). Zusätzlich können sich *anhaltende Belastungen* auf Individuen auswirken und die Entstehung einer Flugphobie begünstigen (vgl. Stress in Kapitel 2.2.3).

Belastungen durch Stress und Lebensereignisse können zur Entstehung einer Flugphobie beitragen

So können u.a. ein anhaltend erhöhtes Stressniveau, kritische Lebensereignisse und komorbide Störungen die Angstbereitschaft grundsätzlich erhöhen. Auch scheinen sich diese Belastungen positiv auf die Konditionierbarkeit auszuwirken: Die Studie von Schindler et al. (2016) konnte zeigen, dass Personen unter hoher Stressbelastung bei negativen Flugereignissen eher eine Flugphobie entwickeln als Personen mit geringen Stressniveaus. Auch andere Studien fanden, dass Personen zu Beginn einer Angststörung (u.a. Flugphobie) oftmals unter kritischen Lebensereignissen litten (Bouton, Mineka & Barlow, 2001; Wilhelm & Roth, 1997).

Es ist nicht auszuschließen, dass *Komorbiditäten* die Entstehung einer Flugphobie begünstigen. Die Präsenz weiterer Angststörungen bei Personen mit Flugangst ist gegenüber der Allgemeinbevölkerung erhöht. Schindler et al. (2016) fanden bei 32% ihrer Flugangstpatienten aktuell mindestens eine komorbide Angststörung (23% andere Spezifische Phobie, 3% Soziale Phobie und 6% Generalisierte Angststörung). Dabei scheint nach verschiedenen Studien die Höhenphobie die häufigste komorbide Angststörung zu sein (17% bei Schindler et al., 2016; 28% bei Van Gerwen et al., 1997). Wie bereits im Kapitel 1 dargestellt, gibt es auch eine *Überschneidung von Flugphobie und Agoraphobie.* Bei starker Flugangst kann es sich auch um Symptome einer Agoraphobie mit oder ohne Panikstörung handeln. Für die meisten Patienten mit einer Agoraphobie ist die Situation des Fliegens mit großer Angst verbunden, da für sie das Eingeschlossensein, der fehlende Fluchtweg und die Angst vor der Angst (Angst vor Ohnmacht, Herzinfarkt oder Kontrollverlust) im Flugzeug besonders ausgeprägt sind. Diese diagnostische Unterteilung wird durch verschiedene Studien unterstützt (McNally & Louro, 1992; Wilhelm & Roth, 1997). Das Vorliegen einer Agoraphobie kann einen erheblichen Einfluss auf die Entstehung einer Flugphobie haben, wobei es sich bei der Flugangst nur um Symptome einer Agoraphobie handeln kann, aber Flugphobie auch eine zusätzliche Diagnose sein kann, wenn Patienten zusätzlich zum Eingeschlossen sein auch spezifische Ängste vor Turbulenzen, Absturz und technischen Problemen beim Fliegen haben.

Die oben beschriebenen Vorbedingungen können zwar bereits allein zu einer Flugphobie führen, meist kommt jedoch mindestens eine *auslösende Bedingung* hinzu, welche zum Ausbruch der Störung führt. Oftmals steht eine „schlechte Flugerfahrung" am Beginn der Flugphobie: Verschiedene Studien konnten zeigen, dass ca. die Hälfte aller Flugangstpatienten eine negative Flugerfahrung vor dem Beginn der Störung hatten (41 % bei McNally & Louro, 1992; 50 % bei Schindler et al., 2016; 62 % bei Wilhelm & Roth, 1997). Als weiterer Auslöser wird von einigen Patienten eine unerwartete Panikattacke im Flugzeug berichtet (20 % der Flugangstpatienten bei Schindler et al., 2016). Als zusätzlicher Verstärker der Angst spielt insbesondere bei der Flugphobie das Medienlernen eine große Rolle. Viele Betroffene berichten über eine Verstärkung ihrer Angst durch Medienberichte zu Flugzeugabstürzen (vgl. Schindler et al., 2016; Wilhelm & Roth, 1997).

Zusammenfassen lässt sich das Modell folgendermaßen: Durch *genetische* und *erworbene Vulnerabilitätsfaktoren* kann ein erhöhtes Risiko für eine Flugangst/Flugphobie bestehen. Zusätzlich wird die Wahrscheinlichkeit für eine Erkrankung durch *anhaltende Belastungen* erhöht. Belastete Personen erleben im Flugzeug eher Angst und entwickeln infolgedessen eine Angststörung. In etwa der Hälfte der Fälle kommt zusätzlich ein *auslösendes Ereignis* hinzu, welches zur Manifestation der Flugphobie führt. Es wird davon ausgegangen, dass zur Entstehung einer Flugangst immer mehrere Einflüsse auf individuelle Weise zusammenwirken (vgl. Oakes & Bor, 2010a).

Aufrechterhaltung von Flugangst und Flugphobie

Flugangst wird durch Teufelskreis aufrechterhalten

Flugangst wird, wie viele andere Angststörungen auch, durch einen ungünstigen *Teufelskreis* aufrechterhalten und verschlechtert.

Obwohl viele Patienten berichten, trotz Flugangst weiter zu fliegen, kommt es im weiteren Verlauf meist zu einer Verschlechterung. Aufgrund starker Konzentration auf Gefahrensignale, kognitiver Meidung der Angst und ihrer Gedanken, sowie genereller Vermeidung von Flugsituationen kann es nicht zu einer Habituation kommen. Das Fliegen und verbundene Assoziationen werden infolge der Flugangst als bedrohlich interpretiert. Die Aufmerksamkeit wird auf Gefahrensignale eingeschränkt und zusätzlich werden selektiv negative Medienberichte zum Fliegen wahrgenommen. Die starke Anspannung bleibt durch diese Interpretation und suche nach Gefahren oftmals den ganzen Flug über bestehen und verstärkt das Gefühl, die Angst nicht kontrollieren zu können. Infolgedessen kommt es wiederholt zu schlechten Flugerfahrungen, welche sich wieder steigernd auf die Angst auswirken können. Neben der akuten Angst im Flugzeug nimmt auch die Erwartungsangst vor dem Fliegen dadurch zu und führt oftmals zu einer teilweisen bis völligen Vermeidung des Fliegens.

3 Diagnostik der Flugangst und Flugphobie

Psychische Störungen werden anhand gängiger Klassifikationssysteme kategorial unterschieden (Stieglitz, 2008), wenngleich zunehmende Diskussionen in Richtung einer dimensionalen Betrachtungsweise gehen. Speziell die Flugphobie ist ein gutes, fast prototypisches Beispiel für diese Sichtweise, wie aus Abbildung 4 zu erkennen ist.

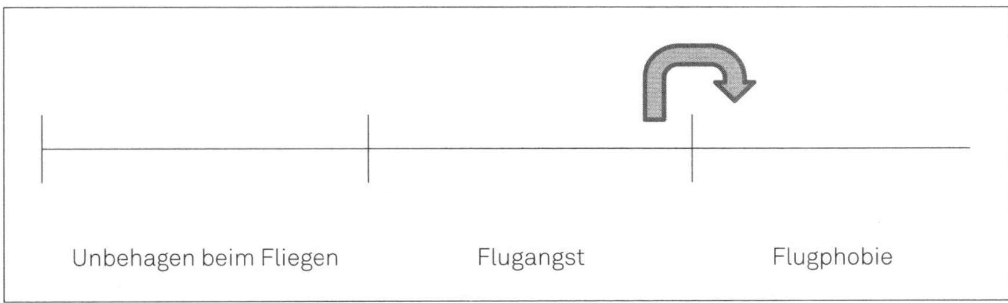

Abbildung 4: Dimensionale Betrachtungsweise Flugangst – Flugphobie

Bereits Flugangst kann von der betroffenen Person als beeinträchtigend erlebt werden, ohne dass diese das Vollbild der Störung erreicht. Dabei kann der Umgang mit der Situation „Fliegen" interindividuell sehr unterschiedlich sein und reicht von vorhandenem leichten Unbehagen über eine deutlich bemerkbare Flugangst bis hin zum Vollbild einer Flugphobie. Speziell die Grenze von Flugangst zu Flugphobie ist klinisch relevant. Durch eine kategoriale Sichtweise psychischer Störungen gehen unterschiedliche Schweregrade verloren. Bereits eine sehr stark ausgeprägte Flugangst kann zu subjektiven Beeinträchtigungen führen. Im Kontext anderer Störungen (vor allem Depressionen) wird oft der Begriff der subsyndromalen oder subkategorialen Diagnostik verwendet (Stieglitz, 2008). Jedoch auch innerhalb der Kategorie Flugphobie sind unterschiedliche Schweregrade möglich.

Differenzialdiagnostische Überlegungen sind wichtig

Weiterhin ist zu berücksichtigen, dass für die Diagnose einer Flugphobie genaue *differenzialdiagnostische Überlegungen* von großer Bedeutung sind, insbesondere bei der Abgrenzung zur Agoraphobie, wie in Kapitel 1 ausführlich diskutiert. Der diagnostische Prozess wird jedoch dadurch erleichtert, dass zur Diagnostik von Flugangst und Flugphobie verschiedene Untersuchungsverfahren zur Verfügung stehen. Zur kategorialen Diagnostik existieren diagnostische Interviews sowie zur dimensionalen Diagnostik psychometrische Instrumente zur Schweregradeinschätzung der Flugangst und -phobie. In den nachfolgenden Abschnitten soll auf diese Verfahren eingegangen werden, ebenso auf Verfahren, die begleitend im Kontext der Psychotherapie der Flugangst Anwendung finden können.

3.1 Klassifikatorische Diagnostik

Diagnostische Interviews zur Flugphobie

In Tabelle 5 sind die gegenwärtig verfügbaren strukturierten und standardisierten *Interviews* für Störungen nach ICD-10 und DSM-IV/-5 aufgeführt.

Tabelle 5: Strukturierte und standardisierte Interviews zur klassifikatorischen Diagnostik

Verfahren	Autoren/ Herausgeber	Art	Klassifikations-system
Diagnostisches Interview bei Psychischen Störungen (DIPS; Open Access)	Margraf et al. (2017)	strukturiert	DSM-5
Diagnostisches Kurz-Interview bei psychischen Störungen (Mini-DIPS; Open Access)	Margraf & Cwik (2017)	strukturiert	DSM-5
Strukturiertes Klinisches Interview für DSM-5©-Störungen – Klinische Version (SCID-5-CV)	Beesdo-Baum et al. (2019)	strukturiert	DSM-5
Schedules for Clinicial Assessment in Neuropsychiatry (SCAN)	van Gülick et al. (1995)	strukturiert	ICD-10
Mini-International Neuropsychiatric Interview (M.I.N.I.)	Sheehan et al. (1998)	strukturiert	DSM-IV/ICD-10
Composite International Diagnostic Interview (CIDI)	Wittchen & Semler (1990)	standardisiert	DSM-IV/ICD-10
Diagnostisches Expertensystem (DIA-X)	Wittchen & Pfister (1997)	standardisiert	DSM-IV/ICD-10

Diese Interviews erlauben neben der Beurteilung der „Spezifischen" Phobie auch andere Störungen zu erfassen. Auf folgende Unterschiede zwischen den diagnostischen Interviews ist hinzuweisen:

- *Klassifikationssystem:* Bis auf das SCAN fokussieren alle primär auf DSM-IV bzw. -5, ermöglichen jedoch meist auch abgeleitete ICD-10-Diagnosen.
- *Inhalte:* Die meisten Interviews beschränken sich auf die bisher als Achse-I Störungen bezeichneten Störungen, d.h. ohne Persönlichkeitsstörungen. Im M.I.N.I. ist zusätzlich die antisoziale Persönlichkeitsstörung enthalten, im DIPS die Borderline-Persönlichkeitsstörung. Das DIPS, speziell zur Diagnostik von Angsterkrankungen entwickelt, erfasst darüber hinaus für die Therapieplanung relevante Informationen.
- *Zeitaufwand:* Hier bestehen große Unterschiede. Am geringsten ist der Zeitaufwand für die Durchführung des M.I.N.I., am größten ist der Zeitaufwand bei der Anwendung der sehr komplexen und differenzierten SCAN.
- *Trainingsaufwand:* Kein diagnostisches Interview sollte vor einem Training eingesetzt werden. Auch hier ist der Trainingsaufwand beim M.I.N.I. am geringsten, am größten bei der SCAN.

Diagnostische Interviews haben sich vor allem bewährt, wenn *komorbide Störungen* vorliegen. Bei der Flugphobie sind dies vor allem andere Angststörungen, affektive Störungen und Störungen durch psychotrope Substanzen (vgl. auch Kapitel 1).

Als Alternative zu den Interviews können *Checklisten* genutzt werden (Stieglitz, 2008). Sie haben den Vorteil, dass sie bei gezieltem Einsatz, d.h. basierend auf Hypothesen zum Vorliegen einer oder mehrerer Störungen, zeitökonomischer sind. Sie setzen jedoch Kenntnisse in der Gesprächsführung voraus, die Informationen zur Bewertung der diagnostischen Kriterien zu erfragen. Im deutschsprachigen Bereich am bekanntesten sind die „Internationalen Diagnosen Checklisten für ICD-10" (IDCL) von Hiller et al. (1995). In der Checkliste für die „Spezifische Phobie" sind alle Kriterien aufgeführt, die es zu erfüllen gilt sowie der Algorithmus zur Diagnosestellung.

3.2 Psychometrische Diagnostik

Psychometrische Verfahren zur Diagnostik einer Flugphobie

Zur spezifischen Messung der Flugangst gibt es seit Jahren eine Reihe fremdsprachiger Verfahren, wie sie exemplarisch in Tabelle 6 aufgeführt sind.

Die „Fear of Flying Scale (FFS)" von Haug et al. (1987) wurde in Norwegen entwickelt und diente als Vorlage für das „Flugangst- und Flugphobie-Inventar (FAPI)" von Mühlberger und Pauli (2011). Der „Fear of Flying Questionnaire II (FFQ-II)" von Bornas et al. (1999; zitiert nach Mühlberger & Pauli, 2011) wurde in verschiedenen Therapiestudien eingesetzt, liegt aber bis jetzt nur in spanischer Sprache vor. Die einzigen Fragebögen, die in der englischsprachigen Literatur ausführlich beschrieben werden, sind der „Flight Anxiety Situations Questionnaire (FAS)" und der „Flight Anxiety Modality Questionnaire (FAM)", welche beide von Van Gerwen et al. (1999; zitiert nach Mühlberger & Pauli, 2011) erstellt wurden. Der FAS besteht aus 32 Items, aufgeteilt in drei Subskalen: Erwartungsangst vor dem Flug, Flugangst während dem Flug sowie Generalisierte Flugangst. Der FAM enthält 18 Items und besteht aus zwei Subskalen: Somatische Modalität und Kognitive Modalität. 2008 wurden von der gleichen Forschungsgruppe (Nousi et al., 2008) Normen für Flugängstliche und die Normalbevölkerung für den FAS und FAM publiziert, welche eine Interpretation der Werte in den Skalen auf Einzelfallebene erlauben. Hinweise zur psychometrischen Qualität der Verfahren finden sich bei Busscher et al. (2015).

Tabelle 6: Internationale, störungsspezifische Verfahren zur Flugangst (nach Mühlberger & Pauli, 2011)

Verfahren	Autoren	Sprachen	Kennzeichen
Flight Anxiety Situations Questionnaire (FAS)	Van Gerwen et al. (1999, zitiert nach Mühlberger & Pauli, 2011)	• niederländisch • englisch	• 38 Items, 5-stufige Skalierung • Angst in verschiedenen Situationen (vor und während Flug)
Flight Anxiety Modality Questionnaire (FAM)	Van Gerwen et al. (1999, zitiert nach Mühlberger & Pauli, 2011)	• niederländisch • englisch	• 18 Items, 5-stufige Skalierung • Auslöser von Angst
Fear of Flying Questionnaire (FFQ-II)	Bornas et al. (1999, zitiert nach Mühlberger & Pauli, 2011)	• spanisch	• 30 Items, 9-stufige Skalierung • Ausprägung der Flugangst
Fear of Flying Scale (FFS)	Haug et al. (1987)	• norwegisch	• 21 Items, 5-stufige Skalierung • Stärke angstauslösender Flugsituationen

Spezifische Fragebögen zur Diagnostik einer Flugphobie

Im deutschsprachigen Raum hat sich das „Flugangst- und Flugphobie-Inventar" (FAPI) von Mühlberger und Pauli (2011) etabliert (vgl. Tabelle 7 und Tabelle 8). Es handelt sich um das einzige deutschsprachige Verfahren, das an einer bevölkerungsrepräsentativen Stichprobe normiert wurde. Auch für eine flugängstliche Stichprobe liegen Normen vor. Der FAPI umfasst den „Flugangstfragebogen (FFB)“ und den „Flugphobie-Screeningbogen (FSB)“. Der FFB besteht aus 21 Items mit einer fünfstufigen Antwortskala von 0 = überhaupt keine Angst bis 4 = sehr starke Angst. Die folgenden fünf Subskalen können dabei gebildet werden: Generalisierte Flugangst, Antizipation, Fliegen, Turbulenzen und Landen. Aufgrund der Normentabellen kann überprüft werden, ob eine therapeutisch relevante Flugangst vorliegt und Therapiefortschritte können überprüft werden. Der FSB fragt die Diagnosekriterien für eine Flugphobie ab (7 Items mit den Antwortkategorien ja/nein) und erfasst zusätzlich mit 10 Fragen die persönliche Fluggeschichte und die Entwicklung der Flugphobie.

Tabelle 7: Flugangst- und Flugphobie-Inventar (FAPI) von Mühlberger und Pauli (2011)

Bestandteile des FAPI	Flugangstfragebogen (FFB)	Flugphobie-Screeningbogen (FSB)
Entwicklung	Dt. Version „Fear of Flying Scale (FFS)“	Basierend auf „Allgemeine Flugangst (AFA)“ von Mühlberger, Hermann & Pauli (2000; zitiert nach Mühlberger & Pauli, 2011)
Aufbau	• 21 Items, 5-stufige Skalierung • Gesamtskala und 5 Subskalen (vgl. auch Tabelle 8)	• 17 Items • davon 7 DSM-IV-Kriterien der Spezifischen Phobie (ja/nein) • 10 Items persönliche Fluggeschichte, Ursachen, Verlauf Flugangst, z. T. zweistufige Skalierung bzw. offen (z. B. Zahlenangaben)
Indikation	• Stärke Flugangst – Screening – Eingangs- und Verlaufsdiagnostik • *Wichtig:* Allein nicht zur Diagnosestellung geeignet	• Eingangsdiagnostik, Screening, Verlaufsdiagnostik • *Wichtig:* Allein nicht zur Diagnosestellung geeignet
Interpretation	• Normwerte für Männer und Frauen • 3 Altersbereiche • Cut-Off-Werte (Therapierelevanz)	• Items 1 bis 7 Kriterien Flugphobie (adaptiert) • Andere Items deskriptiv • Keine Normen
Psychometrische Qualität	befriedigend bis gut	befriedigend bis gut
Kommentar	eher dimensional	eher kategorial

Tabelle 8: Flugangst- und Flugphobie-Inventar (FAPI) – Beispielitems

Flugangst-Inventar – Subskalen	Beispielitems	Skalierung
Generalisierte Flugangst (4 Items)	4 „Jemanden zum Flughafen bringen“	0 = überhaupt keine Angst 1 = geringe Angst 2 = deutliche Angst 3 = starke Angst 4 = sehr starke Angst
Antizipation (5 Items)	8 „Auf den Abflug warten“	
Fliegen (6 Items)	10 „Im Flugzeug sitzen, solange es auf der Rollbahn steht“	
Turbulenzen (2 Items)	18 „Das Flugzeug vibriert stark aufgrund von Turbulenzen“	
Landen (3 Items)	19 „Das Flugzeug beginnt mit dem Landeanflug“	
Flugphobie-Inventar	**Beispielitems**	**Skalierung**
Teil 1	Adaptierte DSM-Kriterien (7 Items): 1 „Vermeiden Sie Flugreisen?“ 3 „Leiden Sie unter Flugangst“	ja/nein
Teil 2	Fluggeschichte (nur bei erstmaliger Untersuchung): 9 „Wann haben Sie zum ersten Mal Flugangst erlebt?“ 12 „Wie oft sind Sie schon mit Ihrer Flugangst geflogen?“	unterschiedlich z. T. ja/nein z. T. Zahlenangaben

Skolnick et al. (2012) entwickelten einen sog. „Qualifying Questionnaire (QQ)“ basierend auf der SKID-I-Sektion zur Spezifischen Phobie (vgl. deutsche Adaptation „Flugphobie-Fragebogen“ im Anhang, S. 78). Er besteht aus 9 Items, von denen 7 sich am SKID orientieren. Zwei weitere Fragen fokussieren auf Konzentrationsprobleme bzw. die Einnahme von Medikamenten. Das Verfahren dient der Unterscheidung von Patienten mit Flugphobie und ohne Phobie.

Ähnlichkeiten mit dem QQ weist der von uns entwickelte „Flugangst-Interviewleitfaden“ (vgl. Karte „Störungsspezifisches Interview zur Flugangst und Flugphobie“ am Ende des Buches) auf. Er soll die Flugangstdiagnostik erleichtern. Auch ermöglicht der Leitfaden Informationen zum Grad der Vermeidung und zu bisherigen Therapieversuchen zu erheben. Die erhobenen Informationen können auch als Grundlage für die Therapieplanung dienen.

Zwei einfache Verfahren haben sich auch in der Therapie der Flugphobie bewährt (Busscher et al., 2015), nämlich die „Visuelle Analogskala (VAS)“ und die „Subjective Units of Distress Scale (SUDS)“. Wenn es um eine schnelle und zeitökonomische Einschätzung des Befindens geht ist die VAS ein bewährtes Verfahren (Stieglitz, 2008). Dabei muss auf einer meist 10 cm langen horizontalen Linie von 1 bis 10 (oder von 0 bis 100) die Stelle auf der Skala markiert werden, die dem Zustand des Patienten am besten entspricht, wobei nur die Extreme verankert sind. Von Busscher et al. (2015; s.a. Nousi et al., 2008) wurde dieses Vorgehen auf die Flugangst adaptiert und als „Visual Analogue Flight Anxiety Scale (VAFAS)“ bezeichnet. Die Endpunkte wurden mit „keine Flugangst“ (= 0) und „furchtbare oder extreme Flugangst“ (= 10) benannt. In Abbildung 5 ist diese Adaptation für die Flugangst dargestellt.

Abbildung 5: Visuelle Analogskala (VAS) zur Erfassung der Flugangst (in Anlehnung an Busscher et al., 2015)

Bei der SUDS wird die subjektiv erlebte Angst während eines Verhaltenstests gemessen, wobei der Patient diese direkt im Anschluss nach dem Test auf einer Skala von 0 (= keine Angst) bis 100 (= sehr große Angst) oder 1 (= total entspannt) bis 10 (= extrem ängstlich) einschätzt (Busscher et al., 2015).

Nach Hamm (2006) können *Verhaltenstests* auch zur Erfassung von Vermeidungstendenzen eingesetzt werden wie gleichermaßen zur Erfolgsmessung. Öst et al. (1997) schlagen einen Verhaltenstest auch zur Diagnose von Flugangst vor. Der Patient soll dabei 11 Schritte ohne Begleitung durchführen.

Therapiebegleitende Diagnostik

Im Rahmen einer *therapiebegleitenden Diagnostik* (vgl. Stieglitz, 2016; Stieglitz & Spitzer, 2018) ist man oft an weiteren Informationen interessiert. In Abbildung 6 sind mögliche Ebenen unterschieden, in Tabelle 9 Instrumente, die hierzu zur Verfügung stehen. Die Verfahren bilden unterschiedliche Facetten klinisch relevanter Konstrukte ab, die im Einzelfall für Patienten mit Flugangst/Flugphobie relevant sein können. Hier muss der Therapeut entsprechend seinen Assessmentzielen entscheiden, inwieweit die aufgeführten Aspekte für den individuellen Patienten relevant sind, d.h. evtl. nur nach Bedarf zusätzliche Instrumente ergänzen. So hat sich z.B. das „Angstsensitivitätsinventar (ASI-3)“ bewährt. Dieses mehrdimensionale Verfahren erfasst die „tendency to fear physical sensations associated with anxiety clue to concerns about potential physical, social and cognitive consequences" (Rifkin et al., 2015, S. 99).

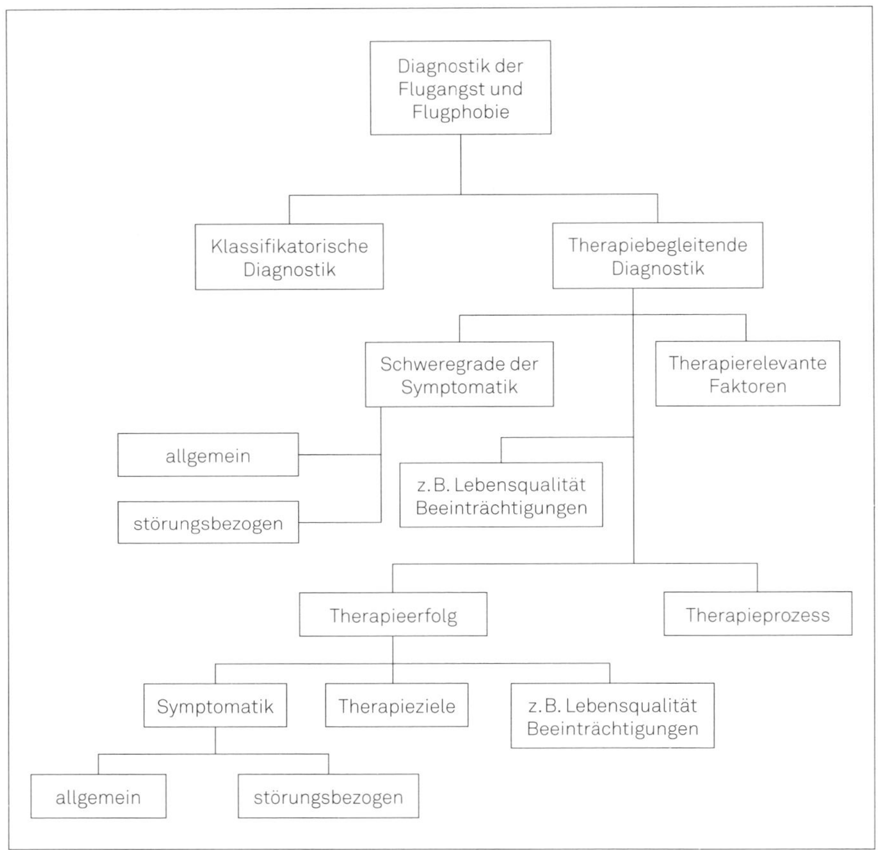

Abbildung 6: Diagnostik in der Flugangst und Flugphobie – mögliche Ebenen

Von Interesse können z.B. auch der zeitökonomisch einsetzbare „Clinical Global Impressions" (CGI) als Globalindikator für den Schweregrad der Gesamtsymptomatik sein sowie die „Sheehan Disability Scale" (SDS) als Hinweis auf die durch die Symptomatik bedingten Beeinträchtigungen (vgl. Tabelle 9).

Der Einsatz zusätzlicher Instrumente ist auch abhängig von der Komplexität der Gesamtsymptomatik, d.h. der Symptomatik, die über die Flugangst hinaus vorliegt. Speziell bei komorbiden Störungen, wie z.B. weitere Angststörungen oder Depressionen, ist die Anwendung weiterer Verfahren unter Umständen sinnvoll.

Tabelle 9: Störungsübergreifende Verfahren (Auswahl)

Bereich	Verfahren (Quelle)	S/F[1)]	Kennzeichen	Kommentar
Allgemeine Psychopathologie	Symptom-Checklist-90® (SCL-90®; dt.: Franke, 2014)	S	• 90 Items • 9 Subskalen • 3 globale Skalen	• Mehrdimensionalität fraglich • Kurzformen vorhanden • Skalen „Ängstlichkeit" und „Phobische Angst"
Allgemeine Ängstlichkeit und Phobien	Fear Survey Schedule (FSS-III; dt.: Schulte, 1974)	S	• 72 Situationen	• Gibt einen Überblick über Spezifische Phobien
	Beck Angst-Inventar (BAI; dt.: Margraf & Ehlers, 2007)	S	• 21 Items	• Schweregrad
	Fragebogen zu körperbezogenen Ängsten, Kognitionen und Vermeidung (AKV; Ehlers & Margraf, 2001)	S	• 58 Items • 3 Subskalen (ACQ, 14 Items; BSQ, 17 Items; MI, 27 Items)	• Differenzierte Erfassung der Angstkomponenten Kognition, körperliche Symptome und Vermeidungsverhalten
	Panik- und Agoraphobie-Skala (PAS; Bandelow, 2016)	SF	• 13 Items • 5 Komponenten (u.a. agoraphobisch)	• Abgrenzung Agoraphobie und Panikstörung • 5-stufige Skalierung Selbst- und Fremdbeurteilungsskala
	Angstsensitivitätsinventar (ASI-3; Kemper et al., 2012)	S	• 18 Items	• Angst vor körperlichen und kognitiven Angstsymptomen • Hohe ASI-Werte erhöhen die Wahrscheinlichkeit für Panikattacken im Flugzeug
Gobale Symptomatik	Clinical Global Impressions (CGI; dt.: CIPS, 2015)	F	• 2 Globalskalen	• Gesamtsymptomatik und Verbesserung
Beschwerden	Beschwerden-Liste – Revidierte Fassung (B-LR; von Zerssen & Petermann, 2011a)	S	• 20 Items • Gesamtwert	• Körperliche und Allgemeinbeschwerden • Parallelformen vorhanden
Befindlichkeiten	Die Befindlichkeits-Skala – Revidierte Fassung (Bf-SR; von Zerssen & Petermann, 2011b)	S	• 24 Items • Gesamtwert	• Parallelformen vorhanden
Lebensqualität	Fragebogen zum Gesundheitszustand (SF-36; Morfeld, Kirchberger & Bullinger, 2011)	S	• 36 Items • 8 Subskalen	• Zusätzlich 2 Summenscores „Physical Health" und "Mental Health"
Beeinträchtigungen	Sheehan Disability Scale (SDS; Sheehan, 1983)	S	• 3 Globalbereiche	• 10 Punkt visuelle Analogskala

Anmerkung: [1]S = Selbstbeurteilungsverfahren, F = Fremdbeurteilungsverfahren; Nähere Angaben zu den Verfahren finden sich bei Stieglitz (2008), Brähler et al. (2002), Strauss und Schumacher (2005), Schumacher et al. (2003), Geue et al. (2016) sowie Stieglitz und Freyberger (2017).

4 Behandlung

Kognitive Verhaltenstherapie als Methode der Wahl

Klares Therapieziel definieren

Die *kognitive Verhaltenstherapie mit Exposition* ist generell die Methode der Wahl bei Spezifischen Phobien (vgl. auch Hamm, 2006). Zu Beginn der therapeutischen Einzelbehandlung sollte stets mit dem Patienten das Therapieziel geklärt werden. Nicht wenige Patienten kommen zur Therapie, wenn sie schon einen Flug geplant haben und stehen dann unter großem Druck. Auch sollten schon zu Beginn der Behandlung mögliche Komorbiditäten, insbesondere mit der Agoraphobie abgeklärt werden. In Kapitel 4.2.1 wird näher auf die Themen Therapieziel und Therapieplanung eingegangen.

Spezialisierte Therapieangebote

Für die Behandlung von Flugangst und Flugphobie stehen neben den bekannten kognitiv-verhaltenstherapeutischen Techniken *spezialisierte Therapieangebote* zur Verfügung: Flugangstseminare, Virtual Reality-Expositionstherapie und ansatzweise auch Online-Therapien. Diese Angebote werden im Folgenden vorgestellt, da auch niedergelassene Therapeuten über diese verbreiteten Therapieangebote informiert sein sollten. Manchmal kann es auch sinnvoll sein, einen Patienten in ein *Gruppenseminar* oder eine Virtual Reality-Behandlung weiterzuweisen. Ein Gruppenseminar bietet den Vorteil, dass der Patient an einem Wochenende eine dichtgedrängte Behandlung seiner Flugangst erfährt, die auch eine Exposition in vivo beinhaltet. Insbesondere für Patienten, die unter einer spezifischen Flugphobie ohne Komorbiditäten leiden, kann ein Gruppenseminar eine Alternative zur Einzelbehandlung sein, da meistens eine schnelle und effiziente Behandlung geboten wird.

Auch wenn technische Befürchtungen stark im Vordergrund stehen, kann ein Gruppenseminar eine sinnvolle Möglichkeit der Behandlung sein, da dort in der Regel auch ausführliche technische Informationen durch einen Piloten vermittelt werden. Voraussetzung für ein Gruppenseminar ist allerdings, dass es sich der Patient grundsätzlich zutraut, wieder in ein Flugzeug zu steigen. Eine Behandlung mit Virtual Reality-Expositionstherapie (VRET) bietet hingegen die Möglichkeit, sich zuerst in der virtuellen Welt mit einem Flug vertraut zu machen. VRET könnte also als sinnvolle Vorbereitung auf eine Exposition in vivo angeboten werden. Die spezialisierten Angebote beinhalten verschiedene Therapiebausteine, die auch in der Einzeltherapie eingesetzt werden können und in Kapitel 4.2 detailliert dargestellt werden.

4.1 Übersicht über spezifische Therapiemethoden

4.1.1 Flugangstseminare

In Anlehnung an den Übersichtsartikel von Schindler et al. (2017) werden im Folgenden Flugangstseminare genauer vorgestellt.

Flugseminare als niederschwellige Angebote

Im deutschsprachigen Raum gibt es ein großes Angebot an Flugangstseminaren. In Deutschland ist vor allem die Agentur Texter® (www.flugangst.de) bekannt, die Flugangstseminare in Zusammenarbeit mit der Lufthansa in allen großen deutschen Städten anbietet. Sie werben mit einer Erfolgsquote von 98 % bei Abschlussflugabsolventen. Ähnliche Seminare bieten in Österreich Austrian Airlines® (www.austrian.com) und in der Schweiz die SWISS® (www.swiss.com) an. Zusätzlich zu diesen Angeboten der großen Fluggesellschaften gibt es diverse private Flugangstseminaranbieter, wobei oftmals Piloten und psychologische Fachkräfte zusammenarbeiten.

In Flugangstseminaren arbeiten Piloten und Psychologen zusammen

Die meisten *Flugangstseminare* werden von Psychologen mit einer Ausbildung in kognitiver Verhaltenstherapie geleitet und haben einen ähnlichen Aufbau. Zu Beginn der Seminare erhalten die Teilnehmer Informationen zum Thema Flugangst generell, Entstehung der Angst und deren Behandlung. Anschließend erlernen sie eine Entspannungsmethode, um die Angst auf körperlicher Ebene zu beeinflussen. Meist wird dazu die Progressive Muskelrelaxation nach Jacobson (z. B. Ohm, 2007) genutzt. Der Psychologe führt die Teilnehmer außerdem in kognitive Techniken zur Bewältigung der Angst ein. Durch die Piloten erhalten sie technische Informationen zu Flugzeugen und zum Thema Turbulenzen. Oftmals wird ergänzend eine Flugzeugbesichtigung am Boden oder die Besichtigung eines Simulators durchgeführt. Den Abschluss des Seminars bildet meist ein gemeinsamer Flug mit dazugehörigem Rückflug. Flugangstseminare werden als besonders erfolgsversprechendes Angebot gesehen, da sie neben der Vermittlung flugtechnischer Informationen auch eine expertengeleitete Exposition mit Flugzeug und Fliegen ermöglichen (Chaker & Hoyer, 2012). Auch unter Kostengründen scheint eine Gruppenbehandlung sinnvoll zu sein, da mehrere Patienten mit gleicher oder ähnlicher Symptomatik gleichzeitig behandelt werden und Fluggesellschaften auch günstigere Flüge anbieten können. In Bezug auf die Vorabklärungen und Diagnostik vor dem Seminar gibt es große Unterschiede. Viele Anbieter führen vor dem Seminar kein Screening in Bezug auf Diagnose und Eignung durch.

4.1.2 Virtual Reality-Expositionstherapie (VRET)

Seit 1995 hat sich diese neue Form der Expositionsbehandlung etabliert und konnte ihre Wirksamkeit in vielen Studien bei Spezifischen Phobien nachweisen. Zur Behandlung von Flugphobien werden virtuelle Flüge über ein „Head Mounted Display (HMD)" mit integriertem Kopfhörer dargeboten. Dabei wird ein Flug vom Start bis zur Landung in einer sehr realistisch wirkenden virtuellen Flugsituation nachempfunden. Fluggeräusche, Aussagen des Personals und Bewegungen des Flugzeugs können somit nacherlebt werden. Eine integrierte Bewegungsplattform ermöglicht dabei die Simulation von Beschleunigungen und Turbulenzen. Ein Vorteil der Simulation gegenüber einer realen Flugsituation ist, dass der Therapeut auf die spezifischen Ängste des Klienten präziser eingehen kann und angstauslösende Flugphasen mehrmals wiederholt werden können. Ziel der Flugsimulation ist eine Habituation beim Patienten, damit er anschließend in der Lage ist, allein einen realen Flug zu machen.

Virtuelle Realität als neuerer Therapieansatz

Die *Wirksamkeit* von VRET wurde in diversen internationalen Studien nachgewiesen (u.a. Morina et al., 2015). Sie konnten zeigen, dass bereits kurze Behandlungen mit VRET einen großen Effekt bei der Bewältigung von Flugangst haben. Dabei zeigt die virtuelle Exposition eine mit der Exposition in vivo vergleichbare Wirksamkeit.

Obwohl die Methode der VRET schon seit vielen Jahren als die Methode der Zukunft angepriesen wird, konnte sie sich bis jetzt bei niedergelassenen Psychotherapeuten nicht durchsetzen. Auf dem Markt ist bisher keine Technologie erhältlich, die es erlauben würde, in der Praxis eine benutzerfreundliche und kostengünstige VRET durchzuführen. An der Universität Regensburg besteht zur Zeit ein Kooperationsprojekt zwischen dem Lehrstuhl für Klinische Psychologie und Psychotherapie und dem Lehrstuhl für Medieninformatik, dessen Ziel es ist, Gesamtpakete für Hardware und Software zu entwickeln, die dann auch von niedergelassenen Therapeuten angewendet werden können. An der Universität Würzburg wurde die Methode[3] durch Mühlberger, Krebs und Pauli (2008) etabliert. Dort wurden auch einige Studien zu dem Thema durchgeführt und diverse Publikationen belegen die Wirksamkeit der Methode. Mühlberger geht davon aus, dass es zukünftig mit Sicherheit in vielen großen Städten Therapeuten geben wird, die diese Behandlung anbieten können.

3 vgl. www2.psychologie.uni-wuerzburg.de/psy1/cs/flugangst.html

4.1.3 Online-Therapien

Die Behandlung von Angststörungen durch Online-Therapien konnte in den letzten Jahren große Erfolge verbuchen.

Online-Therapien als neuerer Therapieansatz

Internetgestützte Interventionen konnten oft gleich gute Therapieeffekte erzielen wie eine Face-to-face-Behandlung. Bei einer Internetrecherche zur Online-Therapie von Flugangst finden sich einige Anbieter im deutschsprachigen Raum. Über die Seriosität und Effizienz dieser Angebote lassen sich aber keine Angaben machen. Bisher gibt es kaum Studien zur Online-Therapie von Flugangst über das Internet (im Gegensatz zur breiten Forschung zur Virtual Reality-Expositionstherapie). Tortella-Feliu et al. (2008) etablierten ein Computerprogramm gegen Flugangst in Spanien (Computer-Assisted Exposure Treatment for Flight Phobia) und konnten eine gute Wirksamkeit nachweisen. Eine Exposition findet in Form von Bildern und Geräuschen statt. In einer aktuellen Studie von Campos et al. (2018) wurde die Akzeptanz von internetbasiertem Expositionstraining mit und ohne therapeutische Anleitung bei Flugangst untersucht. Es zeigte sich, dass das Online-Therapie-Programm mit Expositionselementen (Bilder und Geräusche) eine gute Akzeptanz und Zufriedenheit bei den Teilnehmern fand. Obwohl die Anwesenheit eines Therapeuten während der Exposition für die Wirksamkeit nicht als notwendig angesehen wird, bevorzugen die Programmteilnehmer die therapeutenbegleitete Exposition. Die Autoren heben besonders hervor, dass der Vorteil einer Online-Therapie sei, dass die Akzeptanz für eine Exposition wesentlich größer ist als bei einer Exposition in vivo. Die Weiterentwicklung von Online-Programmen zur Flugangst sollte mit Aufmerksamkeit beobachtet werden. Zum aktuellen Zeitpunkt lassen sich aber noch keine praktischen Empfehlungen herleiten, da es im deutschsprachigen Raum keine Online-Programme gegen Flugangst gibt, die ihre Wirksamkeit nachgewiesen haben.

Im deutschsprachigen Raum keine empirisch belegten Online-Programme

4.2 Leitfaden für die psychotherapeutische Behandlung

4.2.1 Therapieziel, Psychoedukation und Therapieplanung

Therapieziel

Patienten mit Flugangst melden sich meistens dann für eine Behandlung, wenn ein Flug bereits gebucht wurde oder zumindest in Planung ist. Auch Menschen mit ausgeprägter Flugangst haben nur einen geringen Leidensdruck, solange Flüge erfolgreich vermieden werden können. So empfiehlt es sich, gleich zu Beginn einer Behandlung abzuklären, ob und wann ein Flug geplant ist. Aus dem bevorstehenden Flugtermin ergibt sich dann oft auch schon das klare Therapieziel, diesen Flug ohne quälende Angst bewältigen zu können. Für viele Menschen mit Flugangst beginnt die Angst oft schon mehrere Wochen vor dem Flug stetig anzusteigen, so dass sie sich oft schon im Erstgespräch über starke Anspannung und Katastrophenfantasien beklagen. Als nächstes sollte die Frage geklärt werden, ob ein Patient es sich grundsätzlich zutraut, alleine (ohne den Therapeuten) zu fliegen. Falls ja, kann mit dem Patienten in etwa 2 bis 4 Sitzungen der Flug vorbereitet werden gemäß den im Folgenden dargestellten Schritten (vgl. Kapitel 4.2.2 bis Kapitel 4.2.6).

Flugangstbehandlung und konkreter Flug

Falls der Patient sich nicht mehr vorstellen kann, ohne therapeutische Hilfe in ein Flugzeug zu steigen, sollte gemeinsam mit dem Patienten ein Flug als Therapieziel definiert werden. Eine Flugangstbehandlung ohne konkrete Planung eines Fluges wird selten zum Erfolg führen, da Exposition in vivo immer noch die am besten überprüfte Methode bei Spezifischen Phobien ist. Falls ein Patient nicht unter Flugangst im Sinne einer Spezifischen Phobie leidet, sondern unter einer Agoraphobie (vgl. Kapitel 1.5), kann es sinnvoll sein, zuerst andere vermiedene Situationen anzugehen, wie z.B. Zugfahrten und Liftfahrten, und erst danach einen gemeinsamen Flug zu planen. Die im Folgenden dargestellten Module zur Behandlung von Flugangst richten sich in erster Linie an Patienten mit einer spezifischen Flugphobie ohne eine weitere Diagnose. Falls eine Komorbidität mit einer anderen Angststörung oder einer anderen psychischen Störung (z.B. Depression) vorliegt, kann es sinnvoll und notwendig sein, diese vor der Behandlung der Flugphobie zu behandeln.

Beispiel

Ein Patient könnte durch eine Generalisierte Angststörung im Alltag deutlich beeinträchtigt sein, so dass eine Flugangsttherapie ihn im Moment überfordern würde. Erst wenn im Alltag des Patienten eine gewisse Entspannung eingetreten ist, erscheint es sinnvoll, die Flugangst zu behandeln.

Flooding (Reizüberflutung) oder Coping?

Obwohl die massierte Exposition in vivo (Flooding, Reizüberflutung) die am besten belegte Strategie bei der Behandlung von Phobien ist, gehen wir in unserem Therapiekonzept nicht von einem Flooding-Konzept aus. Die Reizkonfrontation und die darauf folgende Habituation sind zwar auch für Menschen mit Flugangst wichtig, können aber nicht alleine als Therapiekonzept ausreichen. Viele Patienten mit Flugangst vermeiden das Fliegen nicht vollständig, sondern fliegen regelmäßig unter zunehmenden Qualen. Die reine Konfrontation mit der gefürchteten Situation bringt ihnen keine Erleichterung, da sie in einem Teufelskreis von Anspannung und verzerrter Wahrnehmung gefangen sind (vgl. Kapitel 1). Unserem Therapiekonzept liegt deshalb ein *Coping-Modell* zugrunde: Die Patienten erlernen verschiedene Coping-Strategien (Bewältigungsstrategien), die es ihnen ermöglichen sollen, wieder die Kontrolle über sich selbst im Flugzeug zu bekommen. Sie erhalten einen „Werkzeugkoffer", der ihnen ermöglichen soll, entspannter zu fliegen. Sie müssen lernen, einerseits die Kontrolle über das Flugzeug abzugeben und andererseits die Kontrolle über sich selbst wieder zurückzubekommen. Hoffmann und Hofmann (2012) haben sich kritisch mit dem Thema der Exposition auseinandergesetzt und befürworten ein Modell der Exposition mit „Subjektkonstituierung", d.h. der Patient soll sich (wieder) als Subjekt erleben, das die Situation kontrollieren und steuern kann.

Erlernen von Bewältigungsstrategien als Therapieziel

Psychoedukation

Psychoedukation als besonders wichtiger Therapiebaustein

Wie bei mittlerweile allen psychischen Störungen spielt die Psychoedukation zu Beginn einer Behandlung eine wichtige Rolle. Auf die bei der Flugangst relevanten Aspekte soll nachfolgend eingegangen werden.

Wie entsteht Flugangst? Im Erstgespräch werden zuerst diagnostische Fragen geklärt, und die Vorgeschichte der Flugangst wird mithilfe des *störungsspezifischen Interviewleitfadens* (vgl. Kapitel 3.2 und Karte „Störungsspezifisches Interview zur Flugangst und Flugphobie" am Ende des Buches) erhoben. Viele Patienten haben zu Beginn einer Behandlung das Bedürfnis, die Geschichte ihrer „Horrorflüge" ausführlich zu erzählen, wobei sich viele auch für ihre übertriebenen Ängste schämen. Mithilfe des „Arbeitsblattes für Therapeuten: Entstehung von Flugangst" (vgl. Anhang, S. 79) kann gemeinsam mit dem Patienten ein Modell zum besseren Verständnis der Entstehung seiner Flugangst erarbeitet werden. Anhand des „Arbeitsblattes für Patienten: Entstehung von Flugangst" (vgl. Anhang, S. 80) kann dann ein Erklärungsmodell mit dem Patienten ausgefüllt werden. Eine ausführliche Beschreibung des Erklärungsmodells findet sich in Kapitel 2.2.4. Der Patient sollte folgende Zusammenhänge verstehen:

- Grundsätzlich tragen immer verschiedene Einflüsse zur Entstehung von Flugangst bei. Ein angstauslösender Flug mit beispielsweise starken Turbulenzen kann in vielen Fällen ein Auslöser für den Beginn einer Flugangst sein.
- Man spricht dann von *klassischer Konditionierung*, d.h. die Angst wurde im Körper quasi „programmiert" und führt dazu, dass schon ganz harmlose Bewegungen und Geräusche des Flugzeugs Angst auslösen (vgl. Kapitel 2.2.1).

- Doch braucht es oft auch noch andere Einflussfaktoren, damit sich eine starke Flugangst entwickeln kann, z.B. ein Elternteil mit ausgeprägter Flugangst oder belastende Lebensereignisse zu Beginn der Flugangst, die eine Person für den Angsterwerb empfänglicher gemacht haben.

Teufelskreis der Angst als wichtiges Element der Psychoedukation

- Wenn die Angst durch ungünstige Bedingungen gelernt wurde, wird sie oft durch einen Teufelskreis aufrechterhalten. Patienten mit Flugangst steigen schon mit einer hohen Erwartungsangst ins Flugzeug. Dadurch verändert sich ihre Wahrnehmung, was zu einer ängstlichen Beobachtung von Geräuschen und Bewegungen des Flugzeugs führt. Die ganze Aufmerksamkeit richtet sich auf mögliche Gefahrensignale, eine Entspannung im Flugzeug ist nicht mehr möglich. Die Angst wird immer unkontrollierbarer, so dass infolgedessen auch die Angst vor jedem weiteren Flug zunimmt (vgl. Abbildung 3 in Kapitel 2.2.4 sowie „Arbeitsblatt für Therapeuten: Entstehung von Flugangst“ im Anhang, S. 79, und „Arbeitsblatt für Patienten: Entstehung von Flugangst“ im Anhang, S. 80). Dies kann auch erklären, warum viele Menschen eine Zunahme der Angst erleben, obwohl sie sich immer wieder ihrer Angst stellen.

Allgemeine Psychoedukation zur Angst

Was ist Angst? Was ist Flugangst? Was ist eine Flugphobie? Weiterhin wird dem Patienten vermittelt, dass *Angst eigentlich ein sehr sinnvolles Gefühl* ist:

- Angst erlaubt uns, Gefahren rechtzeitig zu erkennen und ist deshalb wichtig für das Überleben. Angst bereitet uns auf die Kampf-Flucht-Reaktion vor, d.h. dass sich im Körper sehr schnell alle Zeichen einer Alarmreaktion abspielen: Der Puls schlägt schneller, die Atmung beschleunigt sich, die Muskeln werden angespannt. Diese Alarmreaktion entwickelte sich als eine Reaktion mit hohem Überlebenswert, als die Menschen noch in der freien Natur lebten. Doch auch heute kann die automatische und sehr schnelle Alarmreaktion noch sinnvoll sein, wenn z.B. ein Auto beim Überqueren einer Straße laut hupend und mit großer Geschwindigkeit auf uns zukommt und wir dank der schnellen Alarmreaktion rasch zur Seite springen können. Angst kann aber zum Problem werden, wenn sie unangemessen stark in Situationen auftritt, die nicht gefährlich sind. Man spricht dann von *Phobien*.

Spezifisches Modell zur Entstehung der Flugangst

- Um eine Phobie handelt es sich auch bei starker Flugangst. Fliegen ist nicht gefährlich, dennoch leiden sehr viele Menschen an Flugangst. Etwa 15% der deutschen Bevölkerung leiden unter Angst beim Fliegen und weitere 22% fühlen sich unwohl. Nur etwa die Hälfte aller Passagiere fühlt sich wohl an Bord. Für seine Flugangst braucht sich niemand zu schämen. Wir bewegen uns in der Luft, einem Medium, in dem wir uns nicht selber bewegen können. Ausgerechnet in dieser Situation müssen wir alle Kontrolle an eine unbekannte Person abgeben, die wir nicht einmal sehen können. Flugangst kann von milder Angst bis zu sehr starker Angst schwanken.

Wenn die Angst das Leben eines Menschen in sozialer oder beruflicher Hinsicht einschränkt, spricht man von einer Phobie.

Informationen eines erfahrenen Piloten

Informationen zur Flugsicherheit. Als Grundlage, um neue, positive Gedanken zu entwickeln, sind für viele Menschen mit Flugangst Informationen zur Flugsicherheit sehr wichtig. Hierzu kann auch die Karte „10 Fakten, die gegen Flugangst sprechen" (vgl. Ende des Buches) eingesetzt werden. Wie sich in Untersuchungen zur Wirkung von Flugangstseminaren (Van Gerwen et al., 2002) zeigte, werden von den Teilnehmenden die Erklärungen des Piloten neben dem Abschlussflug als hilfreichste Strategie gegen ihre Flugangst genannt. Obwohl viele Patienten betonen, sie wüssten ja, dass Fliegen sicher ist, haben sie doch meistens nur sehr vage Vorstellungen davon, was bei allen großen Fluggesellschaften für die Flugsicherheit getan wird. Im Anhang (vgl. S. 81) finden sich zum Thema Sicherheit des Fliegens ausführliche „Informationen über Flugsicherheit", die ein erfahrener Pilot verfasst hat. Als Vorbereitung für die Übungen zur kognitiven Umstrukturierung sollten sich sowohl die Patienten als auch die Therapeuten mit diesen Informationen vertraut machen.

Therapieplanung

Zur Diagnostik und genauen Analyse der Stärke einer Flugangst/-phobie *können horizontale Verhaltensanalysen* genutzt werden. Dabei kommt es zu einer individuellen Analyse von Situationen, in denen die betroffene Person Flugangst verspürt. Eine individuelle Analyse kann also hilfreich sein, um den genauen Ablauf während eines Flugs zu verstehen und sich entsprechend vorzubereiten. Ein Beispiel einer solchen Analyse befindet sich in Tabelle 10. Dabei ist eine Situation dargestellt, wie sie Frau S., aus dem Anfangsbeispiel, während der Diagnostik beschreibt.

Allgemeine Psychoedukation zur Angst

Dem Patienten wird vermittelt, dass sich Angst auf den folgenden *vier Ebenen* äußert: *Körper, Gedanken, Gefühle und Verhalten* (vgl. Kapitel 1.2.2). Gemeinsam mit dem Patienten können seine persönlichen Angstsymptome auf den vier Ebenen erhoben und besprochen werden. Viele Patienten erleben ihre körperlichen Symptome (z. B. Herzklopfen, angespannte Muskeln, Zittern, Schweißausbrüche) sehr intensiv und können diese gut beschreiben. Hingegen ist der Zugang zu den negativen, angstverstärkenden Gedanken oft schwieriger und bedarf manchmal einigen Nachfragens:

> „Was geht Ihnen durch den Kopf, wenn Sie im Flugzeug sitzen? Denken Sie z. B., dass Turbulenzen zu einem Absturz führen könnten?"

Individuelles Modell entwickeln

Tabelle 10: Horizontale Verhaltensanalyse Flugphobie am Beispiel von Frau S.

Situation	Frau S. sitzt mit ihrer Familie im Auto auf den Weg zum Flughafen. Die ganze Familie möchte nach Fuerteventura in die Ferien fliegen. Der Flug ist seit Monaten geplant und das Flugzeug wird in 4 Stunden abheben.	
Erwartungen	„Ich werde wieder Todesangst erleben." „Es wird wieder zu starken Turbulenzen kommen." „Meine ganze Familie könnte verletzt oder getötet werden."	
Organismus	Frau S. ist sehr angespannt, da sie sich seit einigen Monaten Sorgen um die anstehende Ferienreise macht. Sie hat erst vor zwei Wochen in den Nachrichten wieder von einer Notlandung eines Ferienfliegers gehört, und dies hat ihre Anspannung noch verstärkt. Seit einer Woche kann sie dadurch kaum mehr schlafen und spürt eine ansteigende Anspannung in sich aufsteigen.	
Verhalten	*Physiologisch:* angespannt, Schweißausbrüche, Appetitlosigkeit, wachsendes Herzrasen. *Kognitiv:* „Was wenn es wieder zu starken Turbulenzen oder gar Triebwerkausfällen kommt?" „Wir könnten abstürzen." „Meine Kinder könnten bei Turbulenzen verletzt werden." *Emotional:* Steigende Angst bis hin zu Panikattacken. *Motorisch:* Unruhig, versucht sich durch Gespräche abzulenken, kann vor Aufregung nichts essen und vergisst alles (Gate, wo sie Pässe hingelegt hat usw.); fliegt unter Todesangst mit der Familie in die Ferien und hat bereits nach Ankunft große Angst vor dem Rückflug.	
Konsequenzen	*intern*	*extern*
kurzfristig	• Anspannung steigt immer mehr. • Gedanken werden immer stärker. • Flug unter Todesangst und extremer Anspannung. • Alle Geräusche und Bewegungen des Flugzeugs werden genau beobachtet.	• Familie ist auch angespannt. • Keiner kann den Flug genießen. • Hilflosigkeit bei den Familienmitgliedern.
langfristig	• Habituation kann nicht eintreten. • Symptome bleiben bestehen und verstärken sich. • Sobald wieder ein Flug ansteht, Familienmitglieder fliegen wollen oder in den Medien übers Fliegen berichtet wird, treten die Symptome wieder auf. • Die Ängste breiten sich auf andere Situationen (z. B. Autoreisen) aus.	• Die Familie überlegt keine Flugreisen mehr zu unternehmen. • Kinder und Ehemann sind von der Situation genervt.

Auf der Verhaltensebene beschreiben viele Patienten eine Haltung des „Erstarrens“, d. h. sie sitzen angespannt auf ihrem Sitz, klammern sich an die Seitenlehnen, möchten nicht angesprochen werden und vermeiden es, aufzustehen oder zu essen oder zu trinken. Wenn der Patient erkannt hat, wie sich die Angst auf den vier Ebenen äußert, wird ihm Folgendes vermittelt: Das Gefühl der Angst können wir nicht direkt beeinflussen. Aber auf den drei anderen Ebenen der Angst können wir ansetzen, um die Angst in den Griff zu kriegen. Dem Patienten wird folgende grundlegende Therapiestrategie vermittelt:

„Wir vermitteln Ihnen Strategien gegen die Angst auf den Ebenen des Körpers, der Gedanken und des Verhaltens.“

Der Kasten gibt einen Überblick über verschiedene Strategien gegen Flugangst, die im Folgenden detailliert beschrieben werden.

Übersicht über die Strategien gegen Flugangst auf drei Ebenen

Körper (vgl. Kapitel 4.2.2)
- Atemübung
- Progressive Muskelentspannung nach Jacobson
- Blitzübungen zur Entspannung im Flugzeug
- Turbulenzenwippen

Gedanken (vgl. Kapitel 4.2.3)
- Kognitive Umstrukturierung
- Gedankenstopp

Verhalten (vgl. Kapitel 4.2.4)
- Strategien vor dem Flug
- Verhaltenstipps während des Fluges

Flugangsttherapie setzt auf 3 Ebenen der Angst an

Für die Vereinbarung von Therapiezielen, die Psychoedukation und die Erklärung des Therapieplans werden mindestens eine, manchmal auch mehrere Therapiesitzungen benötigt. Manche Patienten müssen sich zuerst mit der Idee eines konkreten (gemeinsamen) Fluges „anfreunden“, da dieses Ziel für sie noch unerreichbar erscheint. Auch kann es vorkommen, dass Patienten unter hohem Stress oder Belastungen leiden. Im Sinne des *Vulnerabilitäts-Stress-Modells* (vgl. Kapitel 2.2.3) erhöht dies ihre Angstbereitschaft, so dass eine Flugangsttherapie im aktuellen Moment eine Überforderung sein kann. Es kann dann auch sinnvoll sein, im Erstgespräch dem Patienten zu empfehlen, seine Therapie zu verschieben. Für den Therapeuten ist es eine Gratwanderung zwischen unnötiger Unterstützung von Vermeidungsverhalten und sinnvollem Aufschieben einer therapeutischen Herausforderung.

Flugangsttherapie ist in chronischen Stresssituationen nicht empfehlenswert

Beispiel:

Eine Patientin erscheint in großer Aufregung wegen ihrer Flugangst zu einem ersten Therapiegespräch. Einige Wochen vor diesem Termin erlebte sie auf einem Geschäftsflug nach Mailand starke Turbulenzen über den Alpen. Obwohl sie eine Vielfliegerin war, löste dieser Flug bei ihr heftige Angst aus, so dass sie die Rückreise mit dem Zug antrat. Seither konnte sie das Fliegen vermeiden, muss nun aber drei Tage nach der ersten Therapiesitzung wieder geschäftlich fliegen. Im Gespräch zeigt sich rasch, dass die Patientin beruflich völlig überlastet ist und ihr die Geschäftstermine, zu denen sie fliegen müsste, viel zu viel sind. Die Patientin leidet also schon unter einem massiv erhöhten Stressniveau bei der Arbeit, was sehr wahrscheinlich ihre Flugangst deutlich verstärkt. Ein weiterer Stressfaktor besteht darin, dass sie einen kleinen Sohn hat, den sie nicht alleine zurücklassen möchte, wenn sie auf Geschäftsreisen geht. Unter diesen Umständen kann eine Flugangsttherapie kaum zum Erfolg führen. Zusätzlich wäre auch der Zeitrahmen mit drei Tagen viel zu knapp bemessen. Der Patientin wird unter diesen Umständen empfohlen, ihren nächsten Flug abzusagen, zuerst ihre berufliche Situation zu klären und später dann die Flugangst anzugehen.

4.2.2 Strategien gegen die Flugangst auf der Körperebene

Atemübung

Übungen auf Körperebene

Wie in Kapitel 1.2.2 beschrieben, löst starke Angst eine beschleunigte Atmung aus, welche auf Kampf oder Flucht vorbereiten soll. Das heftige und zu schnelle Atmen bei Übererregung kann zu Hyperventilation führen. Beim Hyperventilationssyndrom kommt es zu einer Verminderung des Kohlendioxidgehaltes und einer Erhöhung des Sauerstoffgehalts im Blut. Durch Hyperventilation können folgende Symptome entstehen: Kribbeln in den Lippen und um den Mund, Kribbeln in Händen und Füßen (Parästhesien), „Pfötchenstellung“ der Hände und Schwindel und Benommenheit. Der Patient soll angeleitet werden, ruhig in den Bauch einzuatmen und dann lange auszuatmen. Durch diese Übung kann relativ schnell eine Entspannung eingeleitet werden. Die Übung kann folgendermaßen eingeführt werden:

„Setzen Sie sich bequem in Ihren Sessel und schließen Sie die Augen. Die Hände können Sie auf Ihren Bauch legen *[unterhalb des Bauchnabels]*, um Ihre Atmung besser zu spüren. Atmen Sie durch die Nase bis tief in die Lungenspitzen ein. Dabei senkt sich das Zwerchfell und Sie spüren, wie sich der Bauch nach außen wölbt. Beim Ausatmen lassen Sie die Luft durch den leicht geöffneten Mund ausströmen, dabei sinkt die Bauchdecke wieder ein. Lassen Sie alle Luft ausströmen. Das Ausatmen sollte mindestens doppelt so lange dauern wie das Einatmen. Konzentrieren Sie sich ganz auf Ihre Atmung und versuchen Sie, einen guten Rhythmus für sich zu finden."

Die Atemübung wird gemeinsam mit dem Patienten durchgeführt bis er die Wirkung der Entspannung spürt. Manche Patienten brauchen eine gewisse Zeit, bis sie in einen ruhigen Atemrhythmus finden. Der Patient wird dann ermuntert, diese Atemübung möglichst oft zu trainieren. Die Atemübung kann grundsätzlich in sehr vielen Situationen durchgeführt werden und kann auch als Einschlafhilfe sehr wirksam sein. Eine regelmäßige Übung schafft die Basis, um dann auch im Flugzeug entspannt zurückzulehnen und die Bauchatmung anzuwenden.

Atemübungen müssen regelmäßig durchgeführt werden

Progressive Muskelrelaxation nach Jacobson

Die Methode des Trainings geht auf die Beobachtung Jacobsons zurück, dass auf die kurzzeitige Anspannung einer Muskelgruppe mit der Zeit eine vertiefte Entspannung folgt. Wichtig ist, dass die Entspannungsphase deutlich länger ist als die Anspannungsphase. Die Progressive Muskelrelaxation ist relativ leicht zu erlernen und wird heute bei einer Vielzahl von psychischen Störungen eingesetzt.

Entspannungsverfahren als wichtiger Therapiebaustein

Im Folgenden wird eine *Kurzform der Progressiven Muskelentspannung* in 9 Schritten vorgestellt, die sich in unseren Therapien mit Patienten mit Flugphobie sehr bewährt hat. Als Grundlage und zur genaueren Anleitung sei auf die Bücher und CDs von Ohm (2007) verwiesen. Die Verwendung einer CD oder einer App kann als Hilfsmittel auch Patienten empfohlen werden. In Zeiten der Nutzung von Smartphones empfiehlt es sich zudem, die Entspannungsübung direkt in der Therapiestunde aufzunehmen. Der Patient kann dann die Audiodatei für die Übungen zu Hause nutzen und diese genauso wie in der Therapiestunde durchführen.

Das Grundprinzip von Anspannung und Entspannung (nach Ohm, 2007)

- Muskeln jeweils für etwa 5 bis 10 Sekunden anspannen.
- Die Spannung soll deutlich spürbar sein, ohne in übermäßige Anstrengung oder gar Verkrampfung überzugehen.
- Möglichst normal weiteratmen.
- Dann die Anspannung vollständig lösen und etwa eine halbe Minute ausruhen.
- Dabei die Empfindungen in den jeweiligen Muskeln bewusst wahrnehmen.

Schritte der Entspannung

Bei der Durchführung der Entspannungsübung soll der Patient auf eine möglichst *bequeme Sitzhaltung* achten, sich auf seinen Körper konzentrieren und eventuell die Augen schließen.

Instruktion der einzelnen Übungsschritte (nach Krefting & Bayaz, 2005; nach Ohm, 2007)

- Die *Hände und Oberarme* werden angespannt, indem man die Arme anwinkelt und Fäuste ballt.
- Das *Gesicht* wird angespannt, indem man die Zähne aufeinanderbeißt und die Augen zusammenkneift.
- Die *Nackenmuskeln* werden angespannt, indem man den Kopf nach vorne beugt und das Kinn gegen die Brust presst.
- Die *Schultern* werden angespannt, indem man sie hochzieht.
- Die *Rückenmuskeln* werden angespannt, indem man sich leicht nach vorne neigt und die Schulterblätter nach hinten zur Wirbelsäule hin zusammenzieht.
- Die *Bauchmuskeln* werden angespannt, indem man den Bauch einzieht.
- Die Muskeln im *rechten Bein* werden angespannt, indem man das Bein anhebt und die Fußspitze nach oben zieht.
- Die Muskeln im *linken Bein* werden angespannt, indem man das Bein anhebt und die Fußspitze nach oben zieht.
- Die Muskeln in *beiden Füßen* werden angespannt, indem man die Fersen hinten hochzieht und die Zehen nach unten drückt.

Blitzübungen

Blitzübungen

Die beiden folgenden Übungen (nach Krefting & Bayaz, 2005) dauern nur wenige Sekunden und können deshalb auch gut im Flugzeug oder im Warteraum angewendet werden. Das Grundprinzip besteht darin, möglichst viele Muskeln gleichzeitig anzuspannen und dann wieder loszulassen. Die Übung „Muskelpanzer" kann folgendermaßen eingeleitet werden:

„Krümmen Sie Ihren Rücken und Ihren Kopf nach vorn zu einem Halbkreis. Drücken Sie das Kinn gegen die Brust und ziehen Sie die Schultern nach oben. Spannen Sie Ihre Arme an, indem Sie sie anwinkeln und ballen Sie die Fäuste. Ziehen Sie den Bauch ein und spannen Sie die Gesäßmuskulatur an. Drücken Sie die Fersen gegen den Boden. Halten Sie die Spannung für fünf Sekunden – entspannen Sie".

Die *Streckübung im Sitzen* eignet sich besonders gut, um sie in einem Flugzeugsitz durchzuführen:

> „Nehmen Sie die Arme über den Kopf und umfassen Sie die Kopfstütze Ihres Sitzes. Ziehen Sie die Kopfstütze zu sich hin. Strecken Sie gleichzeitig Ihre Beine unter den Vordersitz, die Zehen zeigen nach unten. Spannen Sie die Gesäßmuskulatur an, halten Sie die Spannung fünf Sekunden – entspannen Sie".

Turbulenzenwippen

Viele Menschen mit Flugangst verkrampfen sich im ganzen Körper, sobald sie Turbulenzen während des Flugs spüren. Sie klammern sich reflexartig mit den Händen an die Seitenlehnen und stemmen die Füße auf den Boden. Durch diese Haltung wird die Verkrampfung im Körper erhöht und die Turbulenzen werden stärker spürbar. Um diese Haltung zu durchbrechen, hat sich das Turbulenzenwippen bewährt: Beim Turbulenzwippen sollen die Hände locker auf den Oberschenkeln liegen, der Rücken soll etwas nach vorne gebeugt sein, um Abstand vom Sitz zu haben, dann leicht hin- und herbewegen, so als wolle man mit der Bewegung mitgehen.

Turbulenzenwippen

4.2.3 Strategien gegen die Flugangst auf der Gedankenebene

Kognitive Umstrukturierung

Wie bei vielen anderen Angststörungen spielt auch bei der Flugangst die *kognitive Verzerrung durch negative Gedanken* eine wesentliche Rolle. Obwohl viele Menschen mit Flugangst die Statistiken zur Flugsicherheit kennen, bezeichnen sie diese meistens als nicht hilfreich. Sie sind allen Statistiken zum Trotz davon überzeugt, dass es gerade sie treffen könnte, wenn sie in ein Flugzeug steigen. Im Gegensatz zu anderen Phobien sind Menschen mit Flugangst in ihrem Denken auch stark durch *Medienberichte* geprägt. Oft lesen sie Berichte über Flugzeugabstürze besonders genau, und Bilder von Absturztrümmern prägen sich in ihrem Gedächtnis ein. Die negativen Gedanken werden mit der Zeit stark automatisiert und werden von den Betroffenen oft für wahrer gehalten als realistische Gedanken. Für die Vermittlung der *kognitiven Umstrukturierung* kann für Patienten folgendes Bild hilfreich sein:

Übungen auf kognitiver Ebene

Kognitive Umstrukturierung

„Stellen Sie sich vor, dass Ihre negativen Gedanken wie ein ausgetrampelter Pfad sind, den Sie schon hundertmal gegangen sind. Diese negativen Gedanken laufen automatisch ab und kommen Ihnen ganz selbstverständlich vor. Um den ausgetrampelten Pfad zu verlassen, braucht es einige Anstrengung. Die realistischeren, positiven Gedanken kommen Ihnen vielleicht weniger wahr vor, was aber eine Täuschung ist. Sie müssen durch stetes Üben einen neuen Pfad begehen, bis die positiven Gedanken immer selbstverständlicher werden."

Informationen zur Flugsicherheit sind wichtig

Als Grundlage, um neue, positive Gedanken zu entwickeln sind für viele Menschen mit Flugangst Informationen zur Flugsicherheit sehr wichtig (vgl. hierzu auch die „Informationen über Flugsicherheit" im Anhang, S. 81).

In einem nächsten Schritt werden dem Patienten grundlegende Merkmale negativer und positiver Gedanken vermittelt (vgl. dazu Margraf & Schneider, 2013). Dem Patienten wird erklärt, dass negative, automatisch ablaufende Gedanken bestimmte Merkmale haben, ebenso wie realistische, positive Gedanken. Die Liste der Merkmale in Tabelle 11 kann mit dem Patienten anhand von Beispielen durchgegangen werden. Bei der Beschreibung von positiven Gedanken geht es nicht um ein positives Denken um jeden Preis, sondern um eine realistische Einschätzung von Situationen, die beim Patienten Angst auslösen.

Tabelle 11: Merkmale negativer und positiver Gedanken

Merkmale negativer und positiver Gedanken

Negative Gedanken	Positive Gedanken
Verallgemeinern (immer, alle, etc.)	Einzelfall betrachten
Negativ formuliert (nicht, nie, ohne, kein, aber, etc.)	Positiv formuliert
Sich eigene Schwächen vor Augen halten, sich entmutigen	Sich eigene Stärken vergegenwärtigen, sich ermutigen
Selbstmitleid	Selbstakzeptanz, Gelassenheit, Humor
Schwarz-Weiß-Denken	Grautöne und Abstufungen wahrnehmen
„Hellseherische Fähigkeiten"	Realistisch sein
„Angedachtes" wird nicht zu Ende gedacht	Gedanken zu Ende denken
Katastrophisieren, sich negativen Ausgang ausmalen	Positives Imaginieren, sich positiven Ausgang vorstellen

Nachdem der Patient viel neues Wissen über die Sicherheit des Fliegens erworben hat und sich auch mit den Merkmalen negativer Gedanken vertraut gemacht hat, sind seine automatischen negativen Gedanken oft schon ziemlich „aufgeweicht". Mit dem Therapeuten geht es nun darum, sich diese realistischeren, positiven Gedanken auch zu eigenen Gedanken zu machen. Der Patient wird gebeten, sich zu überlegen, welche negativen Gedanken oder Bilder ihm noch durch den Kopf gehen. Dann wird gemeinsam mit dem Patienten nach *realistischen, positiven Gedanken* gesucht, die die negativen Gedanken ersetzen könnten (vgl. Tabelle 12). Auch wird er angeleitet zu überprüfen, wie sich die unterschiedlichen Gedanken auf sein Gefühl der Angst auswirken. Der Patient wird darauf hingewiesen, dass positive Gedanken möglichst nur positive Formulierungen und Bilder enthalten sollten (nicht: „Wir werden nicht abstürzen.", sondern z. B. „Das Flugzeug wird von der Luft getragen."). Beispiele für negative und positive Gedanken finden sich in Tabelle 12. In der Praxis hat es sich bewährt, dass der Patient die positiven Gedanken auf kleine Karteikarten schreibt, so dass er diese dann auch auf dem nächsten Flug immer bei sich haben kann.

Herausarbeiten realistischer, positiver Gedanken

Tabelle 12: Beispiele für negative und positive Gedanken

Negativer Gedanke	Positiver Gedanke
Im Flugzeug wird es bestimmt unruhig werden. Turbulenzen sind gefährlich für das Flugzeug, wir werden abstürzen.	Turbulenzen gehören zum Fliegen und bedeuten keine Gefahr. Luft bewegt sich immer. Es ist wie in einem Schiff, das über Wellen gleitet.
Die Flügel knirschen und könnten abbrechen.	Die Flügel sind so elastisch, damit sich das Flugzeug dem Wind anpassen kann.
Wir könnten in ein „Luftloch" fallen.	„Luftlöcher" gibt es nicht. Das Flugzeug wird immer von der Luft getragen.
Ein Triebwerk könnte ausfallen.	Ein Flugzeug kann problemlos mit einem Triebwerk weiterfliegen.
Alle Triebwerke könnten ausfallen.	Das Flugzeug kann auch ohne Triebwerke bis zum nächsten Flughafen segeln.
Der Radar oder ein anderes System könnten ausfallen.	An Bord ist jedes flugrelevante System doppelt oder dreifach vorhanden (Prinzip der Redundanz).
Die Höhe beim Fliegen macht mir Angst.	Höhe beim Fliegen bedeutet Sicherheit. Luft ist Masse. Das Flugzeug wird von der Luft getragen.
Die Geräusche beim Fliegen machen mir Angst.	Das Flugzeug ist eine Maschine und erzeugt viele Geräusche, die alle normal sind.

Tabelle 12: Fortsetzung

Negativer Gedanke	Positiver Gedanke
Am Himmel sehe ich dicke Wolken und befürchte für den Flug das Schlimmste.	Die Piloten haben das Wetter ausführlich studiert. Sie starten nur, wenn das Wetter kein Problem ist. Gewitter werden, wenn immer möglich, umflogen.
Ich muss im Flugzeug alle Bewegungen und Geräusche kontrollieren.	Die Besatzung kümmert sich um die Sicherheit. Ich kann mich zurücklehnen und die Kontrolle abgeben.
Der Pilot könnte ohnmächtig werden.	Piloten sind immer zu zweit. Jeder Pilot kann auch allein fliegen.
Das Flugzeug ist eine unangenehme, geschlossene Röhre, in der ich kaum Luft bekomme und wie in einer Falle sitze.	In einem Flugzeug bin ich in Sicherheit, es ist mir angenehm warm. Ich bekomme stets frische Luft und kann mich in meinem Sitz entspannen.
Wenn ich einsteige, wird bestimmt etwas passieren.	Ich weiß, was für meine Sicherheit getan wird. Die Piloten und Flugbegleiter wissen auch, dass sie am Abend wieder sicher nach Hause kommen.
Wenn es Turbulenzen gibt, bin ich meiner Angst einfach ausgeliefert.	Mit dem „Turbulenzenwippen" kann ich gegen meine Angst antreten. Ein mulmiges Gefühl bei Turbulenzen ist normal, das kann ich gut aushalten.

Gedankenstopp

Gedankenstopp

Manchmal lassen sich negative, automatische Gedanken nur schwer umstrukturieren und kontrollieren. In Momenten, in denen man sich von negativen Gedanken überflutet fühlt, kann der *Gedankenstopp eine hilfreiche Technik* sein, um die negativen Gedanken zu unterbrechen. Folgendes Vorgehen hat sich bei Patienten mit Flugangst bewährt:

1. Sich die negativen Gedanken und Bilder vergegenwärtigen.
2. Innerlich laut und deutlich „Stopp" sagen, sich noch ein Stoppschild vorstellen. Eventuell ein kleines Stoppschild (Spielzeugladen) zur leichteren Visualisierung aufstellen.
3. Das „Stopp" durch ein körperliches Signal unterstützen, z.B. ein elastisches Gummi um das Handgelenk legen und schnalzen lassen. Dieser „Zwick" kann helfen, die automatische Gedankenkette zu unterbrechen.
4. Die Gedanken intensiv in eine andere Richtung lenken, damit die negativen Gedanken nicht gleich wieder kommen. Die Aufmerksamkeit nach außen richten oder sich durch ein Gespräch ablenken lassen.

4.2.4 Strategien gegen die Flugangst auf der Verhaltensebene

Übungen auf Verhaltensebene

Viele Patienten mit Flugangst verstärken ihre Angst durch ein ungünstiges Verhalten während des Fluges. Sie sind oft gefangen in einem Teufelskreis von extremer Anspannung und einem „Erstarren" vor Angst. Ihre Wahrnehmung ist oft reduziert auf mögliche Gefahrenhinweise, meistens werden die Geräusche und Bewegungen des Flugzeugs übermäßig stark wahrgenommen. Im Folgenden werden einige *günstige Verhaltensweisen vor und während des Flugs* aufgelistet, die es erleichtern können, den Teufelskreis der Angst zu durchbrechen.

Verhaltenstipps vor dem Flug

Verhaltenstipps vor dem Flug

- Buchen Sie Ihre Reise rechtzeitig und ohne Stress!
- Reservieren Sie Ihren gewünschten Sitzplatz (Gang oder Fenster) schon anlässlich der Buchung, falls das möglich ist.
- Beginnen Sie rechtzeitig mit der Vorbereitung auf den Flug und nehmen Sie sich Zeit für Ihre Übungen.
- Nehmen Sie Ihre Lieblingslieder, besonders beruhigende Stücke und Entspannungsübungen auf Ihrem Smartphone mit ins Flugzeug.
- Beginnen Sie mit den Muskelentspannungsübungen ca. zwei Wochen vor dem Flug.
- Wenn Sie nervös werden: Bewegung tut gut! (Spazieren, Joggen etc.).
- Möglichst stressfrei anreisen, genügend Zeit einberechnen.
- Packen Sie schon am Tag vor dem Flug alles ein und benützen Sie eventuell den Vorabend-Check-in.
- Nehmen Sie etwas zur Ablenkung ins Handgepäck: Bücher, Spiele, Zeitschriften.
- Auch wenn Sie keinen Hunger haben: Essen und trinken Sie etwas Leichtes vor dem Flug.
- Tragen Sie bequeme Kleidung, in der Sie sich wohlfühlen und die Sie nicht einengt. Nehmen Sie bei Langstreckenflügen auch eine wärmere Jacke und Socken mit.

Verhaltenstipps während des Flugs

Verhaltenstipps im Flugzeug

- Infomieren Sie den/die Flugbegleiter schon beim Einsteigen über Ihre Flugangst. Flugbegleiter kennen das Problem und können Sie beruhigen.
- Werden Sie aktiv, anstatt zu „erstarren“. Stehen Sie öfters einmal auf und gehen Sie etwas herum (besonders bei Langstreckenflügen).
- Viel Wasser trinken, da die Luft im Flugzeug sehr trocken ist.
- Medikamente gegen die Angst möglichst sparsam einsetzen und nur auf Verschreibung des Arztes (vgl. dazu Kapitel 4.4).
- Verzichten Sie auf Alkohol, wenn Sie Angst haben. Alkohol wirkt im Flugzeug stärker und verstärkt noch das Gefühl, dass Sie die Situation nicht unter Kontrolle haben.
- Lassen Sie sich durch Gespräche, Filme und Spiele ablenken!

4.2.5 Imaginationsübungen

Imaginationsübungen sind hilfreich

Da für viele Menschen mit Flugangst der Schritt in ein Flugzeug sehr groß ist, kann es sinnvoll sein, vor dem eigentlichen Flug noch eine Imaginationsübung durchzuführen, um sich der gefürchteten Situation möglichst gut anzunähern. Allerdings gibt es auch Patienten, die sich bereits durch die oben aufgelisteten Strategien ausreichend auf einen bevorstehenden Flug vorbereitet fühlen. Bei der Imaginationsübung wird mit dem Patienten in entspanntem Zustand der Flug Schritt für Schritt durchgegangen. Die Imaginationsübung kann auch als Exposition in sensu betrachtet werden, allerdings werden im Gegensatz zur Exposition in sensu aktive Anleitungen zur Entspannung und zu positiven Kognitionen gegeben.

Auf dem Markt gibt es zahlreiche *CDs und Hörbücher*, die den Patienten mit Flugangst durch einen imaginativen Flug führen (vgl. Weiterführende Literatur im Kapitel 6). Manche CDs erklären dabei die Fluggeräusche, während andere stark hypnotherapeutisch orientiert sind und mit Trance und positiven Suggestionen arbeiten. Für manche Patienten, die sehr motiviert sind, mag eine CD oder eine App ausreichend sein. Eine Imaginationsübung in der Therapie bietet aber die Möglichkeit, gemeinsam mit dem Patienten herauszufinden, welche Situationen noch Angst auslösen und welche Strategien hilfreich sein könnten.

Im Folgenden wird ein stichwortartiger Leitfaden vorgestellt, wie eine Imaginationsübung durchgeführt werden könnte. Der Therapeut sollte selbst die Details eines Fluges möglichst realitätsgetreu ausschmücken. Die Imagination sollte auf den verschiedenen Wahrnehmungskanälen beschrieben werden: visuell, auditiv, kinästhetisch, eventuell auch noch olfaktorisch und gustatorisch. Der Patient soll sich nicht nur in die Situation hineinversetzen, sondern auch Anregungen für Entspannungsübungen und positive Gedanken aufnehmen können.

Stichwortartige Instruktion für eine Imaginationsübung

Einleitung: Atemübung, Augenschließen, kurze Entspannung anleiten.

- *Sie sitzen am Gate:* Sie nehmen die Geräusche, die Ansagen und die anderen Passagiere wahr. Eine gewisse Nervosität ist vorhanden, aber auch die Zuversicht, dass alles gut gehen wird ...
- *Sie betreten das Flugzeug:* Freundliche Flugbegleiter begrüßen Sie, Sie suchen Ihren Sitzplatz und spüren, dass Sie einen wichtigen Schritt machen, um Ihre Angst zu überwinden ...
- *Sie richten sich in Ihrem Sitz ein:* Der Sitz ist bequem, es ist genügend Platz vorhanden. Zurücklehnen und gut durchatmen ...
- *Sie hören, wie die Triebwerke gestartet werden und spüren, wie das Flugzeug startet:* Sie spüren die Kraft des Flugzeugs beim Start in Ihrem Körper und wissen, dass das gut so ist ...
- *Sie spüren, wie das Flugzeug steigt:* Vielleicht macht das Flugzeug noch eine Kurve. Die Bewegungen und Geräusche des Flugzeugs sind genauso wie sie sein müssen ...
- *Sie befinden sich im Reiseflug:* Das Flugzeug gleitet ruhig über die Wolken. Sie können aus dem Fenster schauen oder ganz entspannt etwas lesen und sich ablenken lassen ...
- *Sie spüren leichte Turbulenzen:* Stellen Sie sich vor, dass Sie wie ein Schiff über Wellen gleiten und denken Sie daran, dass Turbulenzen absolut ungefährlich sind. Sie sind sicher angeschnallt und können mit den Bewegungen mitgehen ...
- *Der Sinkflug wird eingeleitet:* Sie spüren wieder die Bewegungen des Flugzeugs in Ihrem Bauch. Sie können ganz entspannt zurücklehnen und spüren, wie sie sich langsam wieder der Erde nähern ...
- *Sie sind gelandet:* Sie sind sehr stolz, dass Sie diesen Flug so gut gemeistert haben. Sie wissen, dass Sie Ihre Angst kontrollieren können ...

Zurückholen: Augen öffnen, Strecken und Räkeln.

4.2.6 Exposition in vivo

Viele Patienten haben schon einen Flug gebucht

Bei vielen Patienten, die sich wegen Flugangst in psychotherapeutische Behandlung begeben, ist eine Exposition in vivo nicht notwendig, da sie oft schon einen Flug geplant haben und sich grundsätzlich zutrauen, allein (oder mit Begleitpersonen) wieder zu fliegen.

Bei den meisten Patienten ist eine Exposition in vivo hilfreich

Für manche Patienten ist aber der Schritt zu groß, um sich ohne therapeutische Begleitung in ein Flugzeug zu trauen. Dies gilt insbesondere für Patienten, die viele Jahre nicht geflogen sind. Der Therapeut sollte dann aktiv einen gemeinsamen Flug vorschlagen, da Patienten oft sehr zurückhaltend und ängstlich bei der Planung eines Fluges sind. Es empfiehlt sich, einen *Flug in Europa* zu buchen, der mindestens etwa *eine Stunde* dauert. Ein kürzerer Flug gibt dem Patienten nicht die Gelegenheit, ausreichend zu habituieren.

Was bei einer Exposition in vivo zu beachten ist

Viele Patienten erleben beim ersten Start mittlere bis starke Angst, die dann meistens nach dem Start langsam nachlässt. Wenn dann bei einem sehr kurzen Flug gleich wieder die Landung folgt, fehlt dem Patienten die Möglichkeit, während des Reiseflugs längere entspannte Phasen zu erleben. In der Praxis hat es sich bewährt, nach dem Hinflug gleich anschließend mit dem Patienten wieder zurückzufliegen. Der Patient erlebt dann gleich noch einmal einen Flug, der oft viel entspannter ist als der erste Flug. Diese Erfahrung kann für den Therapieerfolg wichtig sein, denn es ist nicht „nur einmal gut gegangen", sondern der Patient erlebt, dass mit zunehmender Exposition die Angst nachlässt.

Die Suche nach günstigen Flügen und die konkrete Buchung der Flüge müssen oft vom Therapeuten übernommen werden, da sich viele Patienten dadurch überfordert fühlen. Am Reisetag empfiehlt es sich, den Patienten rechtzeitig (ca. 2 Stunden) vor dem Flug am Flughafen zu treffen. Wie bereits in Kapitel 4.2.4 skizziert, sollte jede Art von Stress vor dem Flug vermieden werden. Der Patient sollte einfühlsam durch die Realität begleitet werden, d. h. er sollte alle Vorgänge am Flughafen realistisch wahrnehmen, ohne sich in Katastrophenfantasien zu verlieren. Manche Patienten neigen auch zu starken Ablenkungsstrategien, indem sie z. B. ununterbrochen reden oder sich in Shoppingerlebnisse stürzen. Diese Ablenkungsversuche sollten sanft unterbrochen werden, der Patient sollte seine Gefühle und die Umgebung aufmerksam wahrnehmen. Beim Einsteigen ins Flugzeug kann die Crew darüber informiert werden, dass es sich um eine Flugangstbehandlung handelt. Den meisten Flugbegleitern ist das Phänomen der Flugangst gut bekannt, und sie können sich immer wieder aufmerksam dem Patienten zuwenden. Vor und während des Flugs kann der Therapeut den Patienten immer wieder anleiten, regelmäßig in den Bauch zu atmen und seine Blitzentspannungsübungen durchzuführen. Auch ist zu empfehlen, die Gedanken des Patienten immer wieder abzufragen („Was geht Ihnen jetzt durch den Kopf?") und ihn bei der Suche nach realistischen und positiven Gedanken zu unterstützen. Wie neuere Untersuchungen an Patienten mit Flugangst zeigen, ist es für eine erfolgreiche Exposition in vivo nicht notwendig, dass der Patient möglichst starke Angst erlebt (vgl. Busscher, Spinhoven & de Geus, 2015). Falls der Patient also den Flug relativ angstfrei erlebt, kann dies für die Prognose des

Therapieerfolgs sogar sehr positiv sein. Die Exposition in vivo sollte es dem Patienten ermöglichen, wieder ein Gefühl der Kontrolle über die eigene Angst zurückzubekommen.

4.3 Wirksamkeit der Methoden

Dieses Kapitel wurde in Anlehnung an den Übersichtsartikel von Schindler et al. (2017) verfasst. Die kognitive Verhaltenstherapie mit Exposition hat sich in vielen Studien als die Methode der Wahl bei Spezifischen Phobien (Choy et al., 2007) erwiesen. Die Erfolgsquote der Expositionstherapie bei Spezifischen Phobien liegt bei 80 bis 90 % (Choy et al., 2007). Bei der Behandlung der Flugphobie hat sich neben der Exposition in vivo gemäß einem Übersichtsartikel von Choy et al. (2007) die Virtual Reality-Expositionstherapie (VRET) als vielversprechende Methode entwickelt. In einem Übersichtsartikel von Oakes und Bor (2010b) wurden 43 Studien zur Therapie der Flugangst seit 1980 zusammengetragen. Nachfolgend geben wir einen Überblick über die Wirksamkeit der verschiedenen möglichen Behandlungsmethoden bei Flugphobie.

Kognitive Verhaltenstherapie ist Methode der Wahl

Exposition in vivo

In vielen Therapiestudien zur Flugphobie wurde Exposition in vivo untersucht und erwies sich als sehr effizient. Öst et al. (1997) konnten zeigen, dass schon in einer Behandlung mit einer einmaligen Sitzung mit einem gemeinsamen Flug die Flugangst sehr effizient behandelt werden konnte. Allerdings wurde in den meisten Studien Exposition in vivo nicht isoliert untersucht, sondern oft eingebettet in andere therapeutische Techniken, wie z. B. kognitive Umstrukturierung und Entspannungstraining. Diejenigen Studien, die eine In-vivo-Exposition beinhalteten, erreichten eine Erfolgsquote von 90 %, d. h. fast alle Studienteilnehmer konnten nach der Behandlung allein fliegen (Oakes & Bor, 2010b). In Bezug auf die Langzeiteffekte von In-vivo-Exposition bei Flugphobie sind die Ergebnisse allerdings weniger eindeutig (Choy et al., 2007). Ein spezifisches Problem der Flugphobie scheint zu sein, dass viele Patienten nach einer ersten Exposition in vivo nicht regelmäßig fliegen. Walder et al. (1987) konnten in ihren 1-Jahres-Follow-Up- und 3-Jahres-Follow-Up-Untersuchungen zeigen, dass diejenigen Patienten, die regelmäßig geflogen waren, auch die besten Erfolgsmessungen nach einem bzw. drei Jahren hatten. Die Untersuchung von Öst et al. (1997) zeigte, dass direkt nach einer Behandlung 93 % am Therapieflug teilnahmen, während nach einem Jahr nur noch 64 % an einem Testflug teilnahmen.

Exposition in vivo ist am wirksamsten

Virtual Reality-Expositionstherapie (VRET)

Die Behandlung einer Flugphobie mit VRET wurde in Kapitel 4.1.2 beschrieben. In den letzten 20 Jahren hat sich diese neue Form der Expositionsbehandlung etabliert. Ihre Wirksamkeit konnte sowohl für Spezifische Phobien im Allgemeinen wie auch für Flugphobie im Speziellen nachgewiesen werden (Überblick: Powers & Emmelkamp, 2008). Es konnte gezeigt werden, dass schon kurze Behandlungen mit VRET einen großen Effekt bei der Bewältigung der Flugangst haben und dass die Exposition in der virtuellen Realität gleich wirksam sein soll wie eine Exposition in vivo (Morina et al., 2015). Auch die langfristige Wirkung von VRET scheint sehr gut zu sein: Wiederhold und Wiederhold (2003) konnten in einer 3-Jahres-Follow-Up-Untersuchung zeigen, dass noch 28 ihrer 30 Studienteilnehmer erfolgreich fliegen konnten. Die Behandlung mit VRET eignet sich auch für Patienten, die sich eine Exposition in vivo noch nicht zutrauen. Wie eine Studie von Garcia-Palacios et al. (2007) zeigen konnte, ist die Akzeptanz von VRET mit 76 % von Patienten mit spezifischer Phobie deutlich höher als die Akzeptanz einer Exposition in vivo (24 %). Wie bereits oben erwähnt, gibt es zum aktuellen Zeitpunkt aber noch keine Technologie auf dem Markt, die es erlauben würde, in einer therapeutischen Praxis eine technisch ausgereifte, benutzerfreundliche und bezahlbare Virtual Reality-Expositionstherapie einzurichten. Auch finden sich im deutschsprachigen Raum kaum Angebote für eine VRET-Therapie gegen Flugangst.

Flugangstseminare (Gruppenprogramme gegen Flugangst)

Wie bereits in Kapitel 4.1.1 dargestellt wurde, sind Gruppenprogramme gegen Flugangst weit verbreitet und integrieren meistens therapeutische Methoden, die sich bei der Flugphobie als erfolgreich erwiesen haben.

Flugangstseminare sind sehr wirksam

Van Gerwen et al. (2004) stellten eine internationale Übersicht über die verschiedenen Seminaranbieter weltweit zusammen. Historisch betrachtet wurden die ersten Seminare in den 1980er Jahren von Piloten durchgeführt, während mit der Zeit immer mehr Psychologen und Psychiater die Programme psychotherapeutisch professioneller gestalteten. In Bezug auf die Vorabklärungen und Diagnostik vor dem Seminar gibt es große Unterschiede. Viele Anbieter führen vor dem Seminar kein Screening in Bezug auf Diagnose und Eignung durch. Im deutschsprachigen Raum gibt es bisher keine wissenschaftliche Evaluation der Flugangstseminare, obwohl die Seminaranbieter mit sehr hohen Erfolgsquoten werben (98 % Absolventen-Abschlussflug). In Holland wurde eine Studie zur Wirksamkeit von Flugangstseminaren von Van Gerwen et al. (2002) durchgeführt. Untersucht wurden 695 Patienten, die in den Jahren 1990 bis 1999 ein zweitägiges Flugangstseminar besucht hatten. Die

Seminare erwiesen sich als sehr effizient. Alle Teilnehmer nahmen am Abschlussflug teil, und 79 % flogen auch noch 12 Monate nach dem Seminar. In den spezifischen Fragebögen zur Flugangst FAS und FAM (vgl. Kapitel 3) ergaben sich für die Nachmessungen nach drei Monaten hoch signifikante und klinisch relevante Verbesserungen auf allen Skalen (Van Gerwen et al., 2002). Der Abschlussflug und die Informationen des Piloten wurden als die hilfreichsten Elemente der Seminare genannt.

Kognitive Techniken

Aufgrund der aktuellen Datenlage, lässt sich schwer sagen, ob kognitive Techniken alleine eine wirksame Behandlung der Flugphobie ermöglichen. In den meisten Studien zur Therapie der Flugphobie wurden kognitive Techniken nicht isoliert untersucht. Meistens bilden sie einen Bestandteil einer Behandlung kombiniert mit Exposition in vivo. Nur in einer Studie von Capafons et al. (1999) wurde mit Klienten mit Flugphobie ein kognitives Trainingsprogramm mit 13 Sitzungen untersucht. Das kognitive Training erwies sich im Vergleich zu einer Wartelistenkontrollgruppe als erfolgreich, die meisten Teilnehmer konnten danach alleine fliegen. Van Gerwen, Spinhoven und Van Dyck (2006) verglichen in ihrer Untersuchung Gruppenprogramme gegen Flugangst mit und ohne kognitive Techniken. Beide Gruppenprogramme erwiesen sich als hilfreich, doch zeigte sich eine deutliche Überlegenheit der Gruppe, bei der zusätzlich zum verhaltenstherapeutischen Programm auch kognitive Techniken zur Anwendung kamen.

Kognitive Elemente und Informationsvermittlung ergänzen Expositionstherapie

Informationsvermittlung

Informationen zur Flugsicherheit nehmen in den bereits erwähnten Flugangstseminaren breiten Raum ein und werden von den Teilnehmern als hilfreichste Strategie erlebt (Van Gerwen et al., 2002). Therapiebausteine zur Informationsvermittlung wurden bisher allerdings nicht isoliert untersucht. Die Frage bleibt offen, ob bei manchen Patienten auch technische Informationen zur Flugsicherheit alleine schon eine ausreichende Therapiewirkung haben könnten.

Entspannungstraining

Entspannungstrainings kommen in vielen erfolgreichen Therapieprogrammen gegen Flugangst zur Anwendung. Atemübungen und Progressive Muskelentspannung werden oft auch im Simulator oder im Flugzeug am Boden durchgeführt (Oakes & Bor, 2010a). Entspannungstraining als isolierte Methode gegen Flugangst wurde bisher nur in einer Studie untersucht (Haug et al., 1987). Dabei konnten die Autoren zeigen, dass Entspannungsübungen besonders bei Patienten mit starken physiologischen Angstsymptomen hilfreich sind.

Andere Therapiemethoden

EMDR kann hilfreich sein und die Therapie unterstützen

Neben den oben bereits beschriebenen Therapiemethoden kommen bei einer Flugphobie auch andere Therapiemethoden zur Anwendung, die teilweise auch auf ihre Wirksamkeit überprüft wurden. Für „Eye Movement Desensitization and Reprocessing" (EMDR) konnte in verschiedenen Studien eine positive Wirkung bei Spezifischen Phobien nachgewiesen werden (Übersicht: De Jongh & Broeke, 2007). Eine Überlegenheit von EMDR gegenüber reinen Expositionsbehandlungen in sensu erscheint dabei umstritten. Sanderson und Carpenter (1992) gehen aufgrund ihrer Forschungsergebnisse davon aus, dass EMDR eventuell bei traumabedingten Flugphobien wirksamer ist als andere Behandlungsmethoden. Neben EMDR-Techniken kommt auch Hypnotherapie bei der Behandlung von Flugangst oft zur Anwendung. Für die Anwendung wurden positive Effekte gefunden (Übersicht: Prudlo & Bergmeister, 2015). Als positiv wird dabei vor allem die Effizienz der Therapie (kurze Behandlungsdauer und kostengünstig) gewertet. Kontrollierte klinische Studien fehlen jedoch weitgehend.

4.4 Medikamentöse Behandlung

Zur Behandlung einer akuten Flugphobie werden in der Regel *Benzodiazepine,* wie z. B. Lorazepam und Alprazolam, verschrieben. Grundsätzlich ist die Behandlung von phobischen Störungen mithilfe von Benzodiazepinen aus psychologischer Sicht umstritten (Mohr & Schneider, 2015).

Medikamentöse Behandlung in Kombination mit Psychotherapie nicht wirkungsvoll

In der einzigen Studie zu diesem Thema (Wilhelm & Roth, 1998) bei Patientinnen mit Flugphobie wurden akute und verzögerte Effekte von Alprazolam während einer Exposition in vivo (einem Flug) untersucht. Die Patientinnen absolvierten zwei Flüge, wobei jeweils die Hälfte vor dem ersten Flug unter Doppelblindbedingungen entweder 1 mg Alprazolam oder ein Placebo erhielt. Es zeigte sich bei diesem ersten Flug ein positiver Effekt des Medikaments: Die Patientinnen, die Alprazolam bekommen hatten, erlebten weniger Angst als die Patientinnen mit Placebo. Vor dem zweiten Flug nach einer Woche erhielten alle Patientinnen kein Medikament. Es zeigte sich der umgekehrte Effekt wie beim ersten Flug: Probandinnen, die schon beim ersten Mal ohne Alprazolam geflogen waren, erlebten signifikant weniger Angst als die Probandinnen, die beim ersten Flug Alprazolam erhalten hatten. Diese Studie konnte also zeigen, dass Alprazolam kurzfristig die Angst vor einem Flug durchaus senken kann. Die Ergebnisse unterstützen aber auch verschiedene Theorien, die davon ausgehen, dass Benzodiazepine die therapeutischen Effekte einer Exposition behindern können. Wilhelm und Roth (1998) interpretieren ihre Ergebnisse so, dass durch das fehlende Erleben von Angst keine emotionale Verarbeitung und Angstlöschung stattfinden konnte. Eine neuere Studie von Busscher, Spinhoven und de Geus (2015) an Patienten mit Flugangst konnte diese Annahme allerdings nicht bestätigen. Studien an Patienten mit Zahnarztphobie (vgl. Sartory & Wannemüller, 2010) ergaben ähnliche Ergebnisse wie die Studie von Wilhelm und Roth (1998): Kurzfristig können Medikamente zwar die Angst lindern, langfristig behindern sie aber die Wirkung einer Verhaltenstherapie und können zu einem Rückfall in die Angst führen. Um eine nachhaltige Angstreduktion zu erreichen, scheint eine therapeutisch angeleitete Exposition in vivo ohne Medikamente wirkungsvoller zu sein. Diese Annahme wird unterstützt durch eine neuere Übersichtsarbeit von Mohr und Schneider (2015), die aufgrund zahlreicher Studien auch zum Schluss kommen, dass Anxiolytika die Wirksamkeit von Exposition herabsetzen und deshalb bei der kognitiven Verhaltenstherapie von Angststörungen nicht zur Anwendung kommen sollten.

Angeleitete Exposition in vivo ohne Medikamente wirkungsvoller

Aufgrund des aktuellen Wissensstandes lässt sich festhalten, dass die kognitive Verhaltenstherapie bei Menschen mit Flugphobie einer Behandlung durch Benzodiazepine überlegen zu sein scheint. Auch eine Kombination von kognitiver Verhaltenstherapie mit Benzodiazepinen scheint einer reinen kognitiven Verhaltenstherapie unterlegen zu sein, insbesondere wenn man die langfristigen Therapieerfolge in Betracht zieht (Mohr & Schneider, 2015). *Nachteile einer Kombinationsbehandlung* lassen sich auch auf die sogenannte Attributionsverschiebung zurückführen. Wenn ein Flug erfolgreich mit Medikamenten bewältigt wurde, wird der Erfolg oft nur dem Medikament zugeschrieben und nicht der Zunahme eigener Bewältigungsmethoden. Langfristig ist es aber entscheidend für den Therapieerfolg, dass der Patient wieder lernt, sich selbst und seinen Angstbewältigungsstrategien zu vertrauen.

Kombinationsbehandlung hat aufgrund von Attributionsverschiebungen Nachteile

Mohr und Schneider (2015) sowie Hamm, Wendt und Volkmann (2017) geben einen interessanten Ausblick auf andere Substanzen, sogenannte „kognitive Expositionsverstärker“, die während einer Exposition zur Anwendung kommen können. D-Cycloserin und Cortisol können die Gedächtnisleistung unterstützen, dadurch werden möglicherweise die Prozesse des Extinktionslernens unterstützt. In Studien mit anderen Spezifischen Phobien (Höhenangst, Spinnenangst) konnten bis jetzt gute Erfolge mit diesen Substanzen erzielt werden (de Quervain et al., 2011). In einer einzigen Untersuchung an Patienten mit Flugangst wurde Yohimbin Hydrochlorid (YOH) eingesetzt, bei dem es sich auch um einen kognitiven Expositionsverstärker handelt (Meyerbroeker et al., 2012). Entgegen den Erwartungen der Autoren hatte YOH keine verstärkende Wirkung auf die Exposition. Die Medikamente der Gruppe der kognitiven Expositionsverstärker sind noch zu wenig erforscht, um eine sinnvolle Anwendung bei der Flugangst-Behandlung zu ermöglichen.

Unsere Erfahrungen in der Therapie mit flugängstlichen Patienten zeigen, dass es sinnvoll sein kann, dem Patienten die Zusammenhänge von Exposition und Benzodiazepinen zu erklären. Viele Patienten, die in eine Behandlung kommen, haben vom Arzt schon ein Benzodiazepin gegen ihre Flugangst erhalten. Oftmals sind sie aber ambivalent im Umgang damit. Oft erleben sie die Nebenwirkungen der Medikamente, wie z. B. starke Sedierung und „Dösigkeit", als unangenehm und lassen sich relativ gut für eine Konfrontation mit der Angst ohne Medikamente motivieren. Wenn die Exposition gemeinsam mit dem Patienten durchgeführt wird, sollte auf jeden Fall ein Verzicht auf Medikamente angestrebt werden. Gemäß unseren Erfahrungen sind viele Patienten danach sehr stolz, dass sie es „ohne Medikamente geschafft" haben.

Patienten sind sehr stolz nach dem Flug

Wenn Patienten aber ohne therapeutische Begleitung einen Flug antreten, lässt sich manchmal die Einnahme von Benzodiazepinen nicht vermeiden. Manche Patienten machen in der Therapie schon von Beginn an klar, dass sie ohne ein Medikament nie in ein Flugzeug steigen würden. Dies gilt insbesondere für geplante Langstreckenflüge. Es kann dann nicht Sinn der Therapie sein, mit dem Patienten lange über Medikamente zu diskutieren, sondern ein pragmatischer Zugang scheint erfolgsversprechender zu sein. Auch Patienten, die ein Medikament eingenommen haben, erleben die erlernten Strategien gegen die Angst oft als hilfreich.

4.5 Probleme bei der Durchführung

Kein konkretes Therapieziel

Flugangsttherapien sind am erfolgreichsten, wenn sie ein konkretes Ziel (Flug) haben

Wie schon in Kapitel 4.2.1 betont, ist für eine erfolgreiche Therapie ein konkretes Therapieziel im Sinne eines geplanten Fluges eine notwendige Bedingung.

Viele Patienten melden sich für eine Therapie an, wenn ein konkreter Flug bevorsteht. Da es sich oft um bereits gebuchte Ferienflüge oder geschäftliche Flüge handelt, ist in diesen Fällen die Therapiemotivation relativ hoch. Wenn aber nicht bereits ein Flug gebucht wurde, kann sich das Problem ergeben, dass Patienten sich nicht in Bezug auf eine konkrete Buchung eines Fluges festlegen möchten. Oft handelt es sich um Patienten, bei denen sich über die Jahre ein starkes Vermeidungsverhalten eingespielt hat. Sie möchten sich in therapeutischen Gesprächen zwar mit dem Thema Flugangst vertraut machen, sind aber noch nicht bereit, den Schritt in ein Flugzeug zu planen. Wenn dies der Fall ist, kann es vorkommen, dass die Therapie nach ein paar Sitzungen im Sande verläuft. Dies lässt sich bis zu einem gewissen Grad verhindern, wenn der Therapeut möglichst schon zu Beginn der Behandlung über einen konkreten Flug als Ziel spricht. Allerdings wird es in Flugangsttherapien immer wieder solche Entwicklungen geben, denn für einige Patienten ist eine Vermeidung des Fliegens möglich, ohne dass sie dadurch allzu große Einschränkungen in ihrem Alltag erfahren. Eine solche Flugangsttherapie ohne Flug sollte aber vom Therapeuten nicht als Misserfolg bewertet werden. Für manche Patienten können einige therapeutische Sitzungen eine Annäherung an das Fernziel „Fliegen" sein, das sie dann vielleicht später im Leben angehen können.

Zeitdruck

Flugangsttherapien unter Zeitdruck haben oftmals weniger Erfolg

Manche Patienten melden sich erst kurz vor einem bevorstehenden Flug für eine Therapie ihrer Flugangst an. Von verzweifelten Patienten, die erst wenige Tage vor einem Flug anrufen, sollte sich ein Therapeut aber nicht unter Druck setzen lassen und die Patienten klar darauf hinweisen, dass eine Behandlung in so kurzer Zeit nicht möglich ist.

Falls die Zeitspanne bis zum bevorstehenden Flug länger ist als nur wenige Tage, sollte die notwendige Behandlungsdauer anhand des Schweregrads der Flugangst eingeschätzt werden. Bei Patienten mit leichter bis mittlerer Flugangst kann manchmal tatsächlich schon eine längere Therapiesitzung die Flugangst deutlich reduzieren. Falls die Flugangst aber sehr schwer ist, und der Patient auch schon längere Zeit nicht mehr geflogen ist, kann ein guter Therapieerfolg nur mit sorgfältiger Planung und ausreichend Zeit erreicht werden.

Umkehren im letzten Moment

Für viele Menschen mit Flugangst stellt der Schritt in ein Flugzeug eine sehr große Hürde dar. Bei anderen Phobien ist es oft möglich, eine schrittweise, gestufte Exposition durchzuführen. So kann man z. B. bei einer Liftphobie zuerst mit „leichteren" Liften anfangen und nur kurze Strecken fahren, dann dies langsam steigern. Diese Möglichkeit entfällt beim Fliegen, denn auch kurze Flüge bedeuten immer, dass man sich mindestens etwa 30 bis 40 Minuten in ein geschlossenes Flugzeug begeben muss, dass in der Luft ist und aus dem man nicht aussteigen kann. Es kommt deshalb immer wieder vor, dass flugängstliche Passagiere im letzten Moment nicht ins Flugzeug einsteigen, weil sie von ihrer Angst überrollt werden. Dieses Verhalten ist nicht nur für den flugängstlichen Patienten sehr ungünstig, es kann auch bei den Fluggesellschaften zu unerwünschten Komplikationen führen. Wenn ein Passagier sich im letzten Moment entscheidet, nicht mitzufliegen, aber vorher schon sein Gepäck aufgegeben hat, muss sein Gepäck wieder aus dem Flugzeug entfernt werden, was für alle anderen Passagiere zu längeren Wartezeiten im Flugzeug führen kann. Aber auch aus psychologischer Sicht erweist sich das Umkehren im letzten Moment als ausgesprochen ungünstig. Der starke Angstabfall, wenn der Patient dem Flugzeug den Rücken kehrt, kann als deutliche Verstärkung seines Vermeidungsverhaltens wirken.

Abbruch einer Exposition führt oftmals zur Verstärkung der Ängste

Auch kommen nach einer ersten Erleichterung in der Regel Gefühle des Versagens, der Scham und der Enttäuschung auf, oft begleitet von starken Selbstwertzweifeln und Selbstvorwürfen. Auch während einer vom Therapeuten begleiteten Exposition in vivo kann es vorkommen, dass Patienten im letzten Moment nicht ins Flugzeug einsteigen. Diese sehr ungünstige Situation kann weitgehend durch eine gute Vorbereitung der Exposition in vivo vermieden werden. Der Therapeut sollte sich vor der Exposition versichern, dass der Patient sich in der Lage fühlt, in ein Flugzeug einzusteigen. Wenn Patienten sich nicht festlegen wollen und Bemerkungen machen wie „mal sehen" oder „ich werde es versuchen", ist die Motivation zur Angstexposition vermutlich nicht hoch genug. Es lohnt sich dann, nochmal Zeit in die Erhöhung der Therapiemotivation zu investieren. Auf keinen Fall sollte der Therapeut versuchen, den Patienten zu einem Flug zu überreden.

Aufbau von Motivation für gemeinsamen Flug

Fliegen bleibt ein Einzelereignis

Flugangstbehandlungen sind langfristig am erfolgreichsten, wenn Betroffene danach regelmäßig fliegen

Die erfolgreiche Bewältigung eines Fluges nach einer therapeutischen Vorbereitung bedeutet für viele Patienten einen großen Schritt und ein Erfolgserlebnis. Um einen nachhaltigen Therapieeffekt zu erzielen, müssten die Patienten aber *weiterhin regelmäßig fliegen.*

Erst durch viele Wiederholungen kann das Gehirn umlernen. Wie auch aus der Behandlung von anderen Phobien, z.B. der Agoraphobie bekannt ist (vgl. Zwick & Hautzinger, 2017), kann eine nicht ausreichende Übungsfrequenz des Patienten zu mangelnder Habituation führen. Im Gegensatz zu typischen agoraphobischen Situationen, wie z.B. Kaufhaus, U-Bahn, Restaurant etc., bleibt das Fliegen aber oft ein Einzelereignis und kann nicht täglich geübt werden. Nur wenige Geschäftsleute fliegen mehrmals wöchentlich. Bei vielen Menschen mit Flugangst hat sich eine Haltung des Vermeidens verfestigt, d.h. sie fliegen so wenig wie möglich. Der Therapeut sollte den Patienten klar darauf hinweisen, dass er nicht so wenig wie möglich, sondern so oft wie möglich fliegen sollte. Manchmal können auch finanzielle Gründe ein Hindernis darstellen, um regelmäßig zu fliegen. Doch ist es im Zeitalter der Billigflieger den meisten Patienten möglich, ab und zu einen Städteflug in Europa zu buchen. In einer unveröffentlichten Studie wurde im Rahmen der SWISS-Flugangstseminare eine 2-Jahres-Follow-Up-Befragung durchgeführt. 61 Seminarteilnehmer beantworteten zwei Jahre nach einem Wochenendseminar verschiedene Fragen zur Wirksamkeit der Seminare. Es zeigte sich in den Ergebnissen sehr deutlich, dass Seminarteilnehmer, die häufiger geflogen waren als vor dem Seminar, deutlich weniger Flugangst hatten als Teilnehmer, die nur selten flogen. Patienten sollten also nach einer ersten erfolgreichen Exposition immer wieder ermutigt werden, möglichst oft zu fliegen. Gemeinsam mit dem Patienten kann nach attraktiven Destinationen gesucht werden, die ihn motivieren könnten, wieder zu fliegen. Allerdings bleibt es letztlich die Entscheidung des Patienten, wie wichtig ihm das Reisen im Leben ist.

5 Fallbeispiel

Frau R. ist 43 Jahre alt und meldet sich für eine Flugangstbehandlung in einer psychologischen Praxis an. Schon am Telefon ist ihre Nervosität spürbar. Es habe sie sehr viel Überwindung gekostet, anzurufen. Dieser Versuch sei jetzt ihre „letzte Rettung“, etwas gegen ihre Flugangst zu unternehmen. Im Erstgespräch erzählt sie, wie ihre Flugangst entstanden ist: Vor ca. 17 Jahren erlebte sie in Südamerika einen sehr turbulenten Flug über die Anden. Danach erlebte sie starke Angst auf dem Rückflug von Südamerika. Sie besuchte dann noch im gleichen Jahr ein Flugangstseminar der Lufthansa in Frankfurt. Dieses Seminar war hilfreich, insbesondere die Erklärungen des Piloten habe sie noch in guter Erinnerung. Allerdings kam die Angst vor dem Fliegen dann schon im darauffolgenden Jahr wieder zurück, ausgelöst durch die Terrorangriffe in den USA vom 11. September 2001.

9/11 als Auslöser für Flugangst

In den Jahren danach heiratete sie und bekam drei Kinder. Sie flog etwa 10 Jahre gar nicht mehr. Durch die Geburt der Kinder nahm die Flugangst nochmal deutlich zu. Das Fliegen vermied sie einerseits aus Angst, andererseits aber auch, weil dies aufgrund ihrer Lebensumstände gut möglich war. Sie nahm dann vor etwa 6 Jahren wieder einen Anlauf und flog von Zürich nach Berlin. Die Angst war aber wieder so groß, dass sie mit dem Zug zurückreisen musste. Der aktuelle Anlass für eine Behandlung ist, dass sie sowohl geschäftlich als auch privat fliegen sollte bzw. möchte. Konkretes *Therapieziel* ist ein Flug mit der ganzen Familie nach England etwa drei Monate nach Therapiebeginn.

In einem ersten Schritt wird mit der Patientin das *Erklärungsmodell* zur Entstehung von Flugangst besprochen. Anhand des „Arbeitsblattes für Therapeuten: Entstehung von Flugangst“ (vgl. Anhang, S. 79) und des „Arbeitsblattes für Patienten: Entstehung von Flugangst“ (vgl. Anhang, S. 80) kann mit der Patientin ein für sie nachvollziehbares Störungsmodell erarbeitet werden. Die Patientin erkennt, dass sie vermutlich schon seit ihrer Kindheit sehr ängstlich war, einerseits aufgrund ihrer Veranlagung andererseits aufgrund ihrer Erziehung (angeborene und erlernte erhöhte Angstbereitschaft im Modell). Auch die Angst vor dem Fliegen war schon in ihrer Herkunftsfamilie ein Thema: Ihre Mutter sprach nur in großer Sorge vom Fliegen und vermeidet dieses bis heute praktisch vollständig. Fliegen war deshalb auch in ihrer Kindheit nie ein Thema (Modelllernen). Als eigentlicher Auslöser im Sinne der klassischen Konditionierung diente ein Flug mit starken Turbulenzen vor ca. 17 Jahren. Dieser Lerneffekt wurde noch einmal durch die Terrorattacken vom 11.09.2001 in den USA (Lernen durch Medienberichte, Informationsvermittlung) verstärkt. Gemäß den Aussagen der Patientin verstärkte sich die Flugangst auch deutlich nach der Geburt ihrer Kinder. Dies führte zusammen mit ihrer Doppelbelastung als Mutter und berufstätige Frau zu einem dauerhaft erhöhten Stressniveau, das die Aufrechterhaltung der Flugangst begünstigte (anhaltende Belastungen, einschneidende Lebensereignisse).

Dauerhaft erhöhtes Stressniveau

Nachdem die Flugangst durch verschiedene Einflussfaktoren erworben wurde, wurde sie durch einen ungünstigen Teufelskreis aufrechterhalten. Insbesondere die langjährige Vermeidung verfestigte vermutlich die Flugangst. Ein Flugversuch nach Berlin wurde als extrem unangenehm erlebt, die Vermeidung des Rückflugs verstärkte nochmals die Belohnung durch Vermeidung. Die Erwartungsangst der Patientin ist so hoch, dass sie sich einen entspannten Flug gar nicht vorstellen kann. Ihre Gedanken kreisen um verschiedene Katastrophenfantasien (z. B. „Wir könnten abstürzen“, „Ich lasse meine Kinder allein zurück“ etc.). Durch die Erarbeitung des Erklärungsmodells wird für die Patientin die Entstehung ihrer Flugangst nachvollziehbar. Dies hat eine erste entlastende Wirkung, da sie sich nicht so „verrückt“ vorkommt und die Angst nicht so völlig sinnlos und unkontrollierbar erscheint.

In einem nächsten Schritt wird dann der Patientin die *Funktion der Angst* erklärt, wie dies in Kapitel 4.2.1 (vgl. Psychoedukation) dargestellt wurde. Auch wird ihr vermittelt, dass Flugangst sehr häufig ist, und dass sich niemand dafür schämen muss. Dies hat für die Patientin, die im Erstgespräch immer wieder in Tränen ausbricht und immer wieder betont, wie sinnlos und peinlich ihre Angst sei, eine beruhigende Wirkung.

Es folgt dann die Phase der eigentlichen *Therapieplanung* anhand der in Kapitel 4.2 dargestellten Strategien. Falls es zeitlich möglich ist, sollte die Therapieplanung möglichst noch in der ersten Sitzung stattfinden. Für die meisten Patienten ist es sehr wichtig, dass sie möglichst in der ersten Sitzung wieder Hoffnung durch einen konkreten Therapieplan schöpfen können. Viele Patienten haben erfolglose „Therapieversuche“ hinter sich und stehen gleichzeitig unter Druck, bald wieder einen Flug bewältigen zu müssen. Mit Frau R. werden für die beiden folgenden Sitzungen das Erlernen der *Atem- und Entspannungsübungen* und die *kognitive Umstrukturierung* geplant (genaue Anleitung in Kapitel 4.2.2 und 4.2.3). Im Rahmen der kognitiven Umstrukturierung werden auch die Informationen des Piloten zur Flugsicherheit besprochen (vgl. „Informationen über Flugsicherheit“ im Anhang, S. 81). Frau R. kann sich zwar noch an viele Informationen aus ihrem früheren Flugangstseminar erinnern, ist aber dankbar für eine Auffrischung.

Im Verlauf der ersten Sitzungen zeigt sich auch, dass eine *Exposition in vivo* zusammen mit der Therapeutin als Therapieziel angezeigt ist. Die Patientin kann sich nicht vorstellen, ohne therapeutische Hilfe in ein Flugzeug zu steigen und nimmt den Vorschlag für einen gemeinsamen Flug dankbar auf. Gemeinsam mit der Patientin wird ein konkreter Flug geplant. Nachdem das Datum festgelegt wurde, macht die Therapeutin verschiedene Vorschläge für Flüge zu innereuropäischen Destinationen. Wichtig ist in diesem Moment, dass die Therapeutin eine aktive Rolle übernimmt und die Patientin klar über Ort, Zeit und Kosten des Flugs informiert. Die meisten Patienten wären überfordert, wenn sie selbst die ganze Organisation der Flüge übernehmen müssten. Frau R. entscheidet sich dann, zusammen mit der Therapeutin nach Wien zu fliegen. In Wien ist ein Aufenthalt von ca. 2 Stunden geplant. Die Therapeutin informiert die Crew beim Betreten des Flugzeugs über die Flugangstbehandlung. Im Falle von Frau R. bemüht sich die Crew sehr um das Wohlergehen von Frau R. und sogar der Pilot nimmt sich kurz Zeit für sie. Frau R. erlebt vor und während des Flugs noch starke Anspannung. Immer wieder wird sie von negativen, katastrophisierenden Gedanken heimgesucht (z.B. „Ich muss verrückt sein, ohne meine Kinder so weit weg zu fliegen ...“). Die Therapeutin unterstützt die Patientin darin, sich der Realität zu stellen und nicht in negative Fantasien abzudriften. Auch die Therapeutin sollte mit den Informationen zur Flugsicherheit vertraut sein, um das realistische Denken der Patientin zu fördern. Während des Flugs erlebt Frau R. eine zunehmende Entspannung und ist am Ende des ersten Fluges entspannt und sehr stolz. Der Rückflug kann nicht zur geplanten Zeit starten, sondern hat etwa eine 30-minütige Verspätung. Dies löst bei Frau R. eine Welle von Angst und negativen Gedanken aus, sie befürchtet (grundlos) technische Probleme und Gefahren beim nächsten Flug. Der Rückflug verläuft dann ziemlich entspannt, allerdings beunruhigen die Patientin gegen Ende des Fluges einige leichte Turbulenzen. Dies ist zwar unangenehm für sie, sie kann die Angst aber unter Kontrolle behalten. Nach einem ziemlich langen Flugtag ist die Patientin erschöpft, aber stolz und glücklich.

Bevor Frau R. ihren Ferienflug antritt, kommt sie nochmals zu einer Vorbereitungssitzung in die Praxis. Ihre verschiedenen Strategien gegen die Angst werden wiederholt. Sie hat zwar immer noch Angst vor den bevorstehenden Flügen, fühlt sich aber gut vorbereitet.

Nach den Ferien kommt Frau R. wieder zu einer Sitzung in die Praxis. Ihre Ferienflüge nach England verliefen weitgehend problemlos. Allerdings nahm die Angst bis zum Ende nicht ganz ab, eine leichte Anspannung blieb immer bestehen. Frau R. hat jetzt zwar das Gefühl, ihre Ängste kontrollieren zu können, möchte aber dennoch vorläufig („bis etwa in einem Jahr") nicht mehr fliegen. Sie wird von der Therapeutin sehr ermuntert, möglichst bald wieder zu fliegen. Falls sie jetzt das Fliegen wieder für ein Jahr vermeiden würde, könnte sie keinen anhaltenden Therapieeffekt erreichen. Es zeigt sich hier ein typisches Problem vieler Flugangstpatienten: Fliegen bleibt letztlich ein seltenes Ereignis, das oft nur einmal im Jahr stattfindet. Nur durch regelmäßiges „Üben" könnte aber wirklich eine anhaltende Habituation erreicht werden.

6 Weiterführende Literatur

Es gibt sehr viele Ratgeber und Selbsthilfebücher zum Thema Flugangst

Auf dem deutschsprachigen Markt finden sich zurzeit *keine Fachbücher* zum Thema Flugangst oder Flugphobie. Hingegen gibt es eine fast *unbegrenzte Menge an Ratgebern* für Menschen, die unter Flugangst leiden. Recherchen im Internet (z.B. Buchversand) ergeben aktuell mindestens 40 Bücher zum Thema Flugangst. Es handelt sich dabei teilweise um ausführliche und fachlich fundierte Selbsthilfemanuale, teilweise aber auch nur um sehr kurze, wenig fundierte Ratgeber (z.B. „Wie du in nur 10 Minuten dauerhafte Freude am Fliegen findest").

Auch eine große Anzahl Hörbücher steht zur Verfügung

Zusätzlich zu den zahlreichen Büchern sind auf dem Markt auch eine *große Menge an CDs* und Hörbüchern gegen Flugangst erhältlich (ca. 25 Stück). Bei etwa der Hälfte der CDs und Hörbücher kommen hypnotherapeutische Techniken zum Einsatz.

Die große Anzahl an Ratgebern, die sich auf dem Markt findet, lässt sich wohl durch die hohe Prävalenz von Flugangst erklären. Es kann davon ausgegangen werden, dass eine milde bis mittlere Flugangst unter Passagieren weit verbreitet ist (vgl. Kapitel 1.3). Vermutlich greifen diese flugängstlichen Passagiere gerne zu einem Ratgeber gegen Flugangst, auch wenn der Leidensdruck nicht groß genug ist, um sich in eine Behandlung zu begeben.

Im Folgenden wird eine kleine *Auswahl von empfehlenswerten Ratgebern* herausgegriffen und kurz besprochen. Die ausgewählten Bücher und CDs werden von unseren Patienten mit Flugangst oft als hilfreich erlebt und können auch begleitend zu einer Therapie eingesetzt werden:

- Bonner, K. (2009). *Nie mehr Flugangst. Ein Selbsthilfeprogramm in sechs Schritten.* Düsseldorf: Patmos.
  Dieses Selbsthilfeprogramm wurde von einer Psychologin verfasst, die Flugbegleiterin ist und Flugangstseminare der Lufthansa leitet. Dem Leser werden gut leserlich Informationen zur Psychologie der Flugangst vermittelt. In sechs Schritten kann er dann Entspannungsmethoden und kognitive Techniken erlernen. In einem speziellen Kapitel werden Informationen zur Technik und Sicherheit des Fliegens vermittelt. Das Buch ist allerdings sehr textlastig, es finden sich kaum Illustrationen oder Skizzen zu Veranschaulichung des Inhalts. Auch Fragebögen oder Arbeitsblätter zum Ausfüllen liegen nicht vor.

- Krefting, R. & Bayaz, A. (2005). *Angstfrei fliegen. Das erprobte Step-by Step-Programm.* Stuttgart: Trias.
  Dieser Ratgeber wurde auch von einem Psychologen verfasst, der seit vielen Jahren Flugangstseminare für die Lufthansa leitet. Sehr anschaulich werden die drei Ebenen der Angst bzw. Flugangst (Körper, Gedanken, Verhalten) erklärt. Mithilfe von Illustrationen werden dem Leser Entspannungsübungen erklärt. Ein großer Teil des Buches ist dem Thema Flugsicherheit, Wartung und Fliegen und Gesundheit gewidmet. Durch Zeichnungen und Fotos wird z.B. nachvollziehbar, warum ein Flugzeug fliegt. Fragebögen und Checklisten zum Ausfüllen ermöglichen dem Leser eine aktive Mitarbeit.

- Krefting, R. & Bayaz, A. (2008). *Angstfrei fliegen (Hörbuch). Mit Strategien für jede Phase des Fluges.* Stuttgart: Trias.
  Diese CD ist als Ergänzung zum Buch des oben genannten Autorenteams gedacht, kann aber auch allein sinnvoll genutzt werden. In einem ersten Teil werden Informationen zur Entstehung von Flugangst dargeboten. Im zweiten Teil wird von einem Piloten ein ganzer Flug mit der Einspielung von typischen Fluggeräuschen erklärt. Dieser Teil bietet eine besonders sinnvolle Ergänzung zu einer Flugangsttherapie, da viele Patienten sich vor unbekannten Geräuschen während des Flugs sehr fürchten. Im dritten Teil wird die progressive Muskelrelaxation nach Jacobson angeleitet, ergänzt durch Atemübungen und „Feuerwehrübungen".

- Littek, F. (2009). *Fliegen ohne Angst.* Bielefeld: Reise Know-How.
  Ein kleiner handlicher Ratgeber aus dem Reisebuchverlag Reise Know-How mit vielen Erklärungen zur Technik und Sicherheit des Fliegens, die durch Fotos und Skizzen sehr gut illustriert werden. Dieser Ratgeber eignet sich für Patienten, die viele Fragen zur Technik des Fliegens haben. Der Teil zur Psychologie der Flugangst ist zu knapp gehalten, um hilfreich zu sein.

- Mühlberger, A. & Herrmann, M. J. (2011). *Strategien für entspanntes Fliegen. Ein Selbsthilfeprogramm zur Bewältigung von Flugangst.* Göttingen: Hogrefe.
  Die Autoren dieses Selbsthilfeprogramms haben sich seit vielen Jahren einen Namen in der Flugangstbehandlung an der Universität Würzburg gemacht, insbesondere im Bereich der Virtual Reality-Expositionstherapie. Als einziges der hier dargestellten Bücher handelt es sich um ein Selbsthilfeprogramm im engeren Sinne. Der Leser wird aufgefordert, sich für die 15 Trainingseinheiten täglich 30 Minuten Zeit zu nehmen. Nach einer Einführung zum Thema Angst und Informationen rund ums Fliegen erarbeitet sich der Leser mit Arbeitsblättern zum Ausfüllen verschiedene Strategien zur Flugangstbewältigung, z. B. Entspannung und positives Selbstgespräch. Dieses Selbsthilfeprogramm erfordert vom Leser eine relativ hohe Motivation zur aktiven Mitarbeit. Im Gegensatz zu anderen Ratgebern ist der Informationsteil zur Technik des Fliegens sehr kurz gehalten.

7 Literatur

Agras, S., Sylvester, D. & Oliveau, D. (1969). The epidemiology of common fears and phobia. *Comprehensive Psychiatry, 10*, 151–156. https://doi.org/10.1016/0010-440X(69)90022-4

American Psychiatric Association/Falkai, P., Wittchen, H.-U., Döpfner, M., Gaebel, W., Maier, W., Rief, W. et al. (2018). *Diagnostisches und Statistisches Manual Psychischer Störungen DSM-5* (2., korrigierte Aufl.). Göttingen: Hogrefe.

Bandelow, B. (2016). *Panik- und Agoraphobie-Skala (PAS)* (2. Aufl.). Göttingen: Hogrefe.

Beesdo-Baum, K., Zaudig, M. & Wittchen, H.-U. (2019). *Strukturiertes Klinisches Interview für DSM-5©-CV-Störungen-Klinische Version (SCID-5-CV).* Göttingen: Hogrefe.

Bonner, K. (2009). *Nie mehr Flugangst. Ein Selbsthilfeprogramm in sechs Schritten.* Düsseldorf: Patmos.

Bornas, X., Tortella-Feliu, M. & Banda, G. (1999). Factor validity of the Fear of Flying Questionnaire. *Analysis y Modification de Conducta, 25*, 885–907.

Bouton, M., Mineka, S. & Barlow, D. (2001). A modern learning theory perspective on the etiology of panic disorder. *Psychological Revue, 108,* 4–32. https://doi.org/10.1037/0033-295X.108.1.4

Brähler, E., Schumacher, J. & Strauss, B. (Hrsg.). (2002). *Diagnostische Verfahren in der Psychotherapie.* Göttingen: Hogrefe.

Bregman, E. O. (1934). An attempt to modify the emotional attitudes of infants by the conditioned response technique. *Pedagogical Seminary and Journal of Genetic Psychology, 45*, 169–198. https://doi.org/10.1080/08856559.1934.10534254

Busscher, B., Spinhoven, P. & de Geus, E.J.C. (2015). Psychological distress and physiological reactivity during in vivo exposure in people with agoraphobia. *Psychosomatic Medicine, 77*, 762–774.

Campos, D., Mira, A., Breton-Lopez, J., Castilla, D., Botella, C., Banos, R.M. & Quero, S. (2018). The acceptability of an internet-based exposure treatment for flying phobia with and without therapist guidance: patients' expectations, satisfaction, treatment preferences, and usability. *Neuropsychiatric Disease and Treatment, 14,* 879–892. https://doi.org/10.2147/NDT.S153041

Capafons, J.I., Sosa, D.S. & Vina, A.M. (1999). A reattributional training program as therapeutic strategy for fear of flying. *Journal of Behaviour Therapy and Experimental Psychiatry, 30,* 259–272. https://doi.org/10.1016/S0005-7916(99)00028-2

Chaker, S. & Hoyer, J. (2012). Panik-, Angst- und Zwangsstörungen. In B. Strauss & D. Mattke (Hrsg.), *Gruppenpsychotherapie* (S. 232–241). Berlin: Springer.

Choy, Y., Fyer, A. & Lipsitz, J. (2007). Treatment of specific phobia in adults. *Clinical Psychology Revue, 27,* 266–286. https://doi.org/10.1016/j.cpr.2006.10.002

Collegium Internationale Psychiatriae Scalarum (CIPS) (Hrsg.). (2015). *Internationale Skalen für Psychiatrie* (6. Aufl.). Göttingen: Hogrefe.

Coplan, J.D., Andrews, M.W., Rosenblum, L.A., Owens, M.J., Friedman, S., Gorman, J.M. & Nemeroff, C.B. (1996). Persistent elevations of cerebrospinal fluid concentrations of corticotropin-releasing factor in adult nonhuman primates exposed to early-life stressors: implications for the pathophysiology of mood and anxiety disorders. *Proceedings of the National Academy of Sciences, 93,* 1619–1623. https://doi.org/10.1073/pnas.93.4.1619

Curtis, G.C., Magee, W.J., Eaton, W.W., Wittchen, H.U. & Kessler, R.C. (1998). Specific fears and phobias: Epidemiology and classification. *British Journal of Psychiatry, 173,* 212–217. https://doi.org/10.1192/bjp.173.3.212

Dean, R.D. & Whitaker, K.M. (1982). Fear of Flying: Impact on the U.S. Air Travel Industry. *Journal of Travel Research, 21,* 7–17. https://doi.org/10.1177/004728758202100104

De Jongh, A. & Broeke, E. (2007). Treatment of specific phobias with EMDR: Conceptualization and strategies for the selection of appropriate memories. *Journal of EMDR Practice and Research, 1,* 46–56. https://doi.org/10.1891/1933-3196.1.1.46

De Quervain, D.J.V., Bentz, D., Michael, T., Bolt, O.C., Wiederhold, B.K., Margraf, J. & Wilhelm, F.H. (2011). Glucocorticoids enhance extinction-based psychotherapy. *Proceedings of the National Academy of Sciences USA, 109,* 6621–6625. https://doi.org/10.1073/pnas.1018214108

Depla, M.F., ten Have, M.L., van Balkom, A.J. & de Graaf, R. (2008). Specific fears and phobias in the general population: Results from the Netherlands Mental Health Survey and Incidence Study (NEMESIS). *Social Psychiatry and Psychiatric Epidemiology, 43,* 200–208. https://doi.org/10.1007/s00127-007-0291-z

Dilling, H., Mombour, W. & Schmidt, M.H. (Hrsg.). (2015). *Internationale Klassifikation psychischer Störungen. ICD-10 Kapitel V (F). Klinisch-diagnostische Leitlinien* (10. Aufl.). Bern: Hogrefe.

Dilling, H., Mombour, W., Schmidt, M.H. & Schulte-Markwort, E. (Hrsg.). (2016). *Internationale Klassifikation psychischer Störungen. ICD-10 Kapitel V (F). Diagnostische Kriterien für Forschung und Praxis* (6. Aufl.). Bern: Hogrefe.

Ehlers, A., Margraf, D. & Chambless, D. (2001). *Fragebogen zu körperbezogenen Ängsten, Kognitionen und Vermeidung (AKV)* (2. Aufl.). Göttingen: Beltz Test.

English, H.B. (1929). Three cases of the „conditioned fear response". *Journal of Abnormal and Social Psychology, 24*, 221. https://doi.org/10.1037/h0072340

Franke G.H. (2014). *Symptom-Checklist-90®-Standard (SCL-90®-S)*. Göttingen: Hogrefe.

Fredrikson, M., Annas, P., Fischer, H. & Wik, G. (1996). Gender and age differences in the prevalence of specific fears and phobias. *Behaviour Research and Therapy, 34*, 33–39. https://doi.org/10.1016/0005-7967(95)00048-3

Garcia-Palacios, A., Botella, C., Hoffmann, H. & Fabregat, S. (2007). Comparing acceptance and refusal rates of virtual reality exposure vs in vivo exposure by patients with specific phobias. *Cyberpsychology & Behavior, 10*, 722–724. https://doi.org/10.1089/cpb.2007.9962

Geue, K., Strauß, B. & Brähler, E. (Hrsg.). (2016). *Diagnostische Verfahren in der Psychotherapie* (3. Aufl.). Göttingen: Hogrefe. https://doi.org/10.1026/02700-000

Goisman, R.M., Allsworth, J., Rogers, M.P., Warshaw, M.G., Goldenberg, I., Vasile, R.G. et al. (1998). Simple phobia as a comorbid anxiety disorder. *Depression and Anxiety, 7*, 105–112. https://doi.org/10.1002/(SICI)1520-6394(1998)7:3<105::AID-DA2>3.0.CO;2-A

Gray, J.A. (1990). Brain systems that mediate both emotion and cognition. *Cognition & Emotion, 4*, 269–288. https://doi.org/10.1080/02699939008410799

Gülick-Bailer, M. van, Maurer, K. & Häfner, H. (Hrsg.). (1995). *Schedules for Clinical Assessment in Neuropsychiatry (SCAN)*. Bern: Huber.

Hamm, A. (2006). *Spezifische Phobien*. Göttingen: Hogrefe.

Hamm, A., Wendt, J. & Volkmann, M. (2017). Extinktion: Neurowissenschaftliche Erkenntnisse zur Frage, wie Menschen sich ändern. *Verhaltenstherapie, 27*, 16–26. https://doi.org/10.1159/000455659

Haug, T., Berntzen, D., Götestam, K.-G., Brenne, L., Johnsen, B.H. & Hugdahl, K. (1987). A three-systems analysis of fear of flying: A comparison of consonant vs a non-consonant treatment method. *Behaviour Research and Therapy, 25*, 187–194. https://doi.org/10.1016/0005-7967(87)90045-3

Hiller, W., Zaudig, M. & Mombour, W. (1995). *ICD-10 Checklisten (IDCL für ICD*-10). Bern: Huber.

Hoffmann, N. & Hofmann, B. (2012). *Expositionen bei Ängsten und Zwängen*. Weinheim, Basel: Beltz.

Institut für Demoskopie Allensbach (2003). *Allensbacher Berichte Nr. 16.: Wieder mehr Flugreisen*. Allensbach: Institut für Demoskopie.

Jones, H.E. (1931). The conditioning of overt emotional responses. *Journal of Educational Psychology, 22*, 127. https://doi.org/10.1037/h0071549

Kemper, C.J., Lutz, J., Bähr, T., Rüddel, H. & Hock, M. (2012). Construct validity of the Anxiety Sensitivity Index-3 in clinical samples. *Assessment, 19*, 89–100. https://doi.org/10.1177/1073191111429389

Kinnunen, P. (1996). *Flugangst bewältigen*. Weinheim: PVU.

Konermann, J. & Zaudig, M. (2003). Diagnostik und Differentialdiagnostik der Angststörungen. *Psychotherapie, 8*, 72–85.

Kossak, H.C. & Zehner, G. (2011). *Hypnose beim Kinder-Zahnarzt*. Berlin: Springer. https://doi.org/10.1007/978-3-642-17738-5

Krefting, R. & Bayaz, A. (2005). *Angstfrei fliegen. Das erprobte Step-by-Step-Programm*. Stuttgart: Trias.

Magee, W.J., Eaton, W.W., Wittchen, H.U., McGonagle, K.A. & Kessler, R.C. (1996). Agoraphobia, simple phobia, and social phobia in the National Comorbidity Survey. *Archives of General Psychiatry, 53*, 159–68. https://doi.org/10.1001/archpsyc.1996.01830020077009

Margraf, J. & Cwik, J.C. (2017). *Diagnostisches Kurzinterview bei psychischen Störungen (Mini-DIPS Open Access)*. Bochum: Fakultät für Psychologie.

Margraf, J., Cwik, J.C., Suppiger, A. & Schneider, S. (2017). *Diagnostisches Interview bei psychischen Störungen (DIPS Open Access)*. Bochum: Fakultät für Psychologie.

Margraf, J. & Ehlers, E. (2007). *Beck Angst-Inventar (BAI)*. Frankfurt: Pearson.

Margraf, J. & Schneider, S. (2013). *Panik. Angstanfälle und ihre Behandlung* (2. Aufl.). Berlin: Springer.

McNally, R. & Louro, C. (1992). Fear of flying in agoraphobia and simple phobia: Distinguishing features. *Journal of Anxiety Disorders, 6,* 319–324. https://doi.org/10.1016/0887-6185(92)90003-P

Menzies, R. & Clarke, J. (1995). The etiology of acrophobia and its relationship to severity and individual response patterns. *Behaviour Research and Therapy, 33,* 795–803. https://doi.org/10.1016/0005-7967(95)00023-Q

Meyerbroeker, K., Powers, M.B., van Stegeren, A. & Emmelkamp, P.M.G. (2012). Does yohimbine hydrochloride facilitate fear extinction in virtual reality treatment of fear of flying? A randomized placebo-controlled trial. *Psychotherapy and Psychosomatics, 81,* 29–37. https://doi.org/10.1159/000329454

Michael, T., Blechert, J., Vriends, N., Margraf, J. & Wilhelm, F.H. (2007). Fear conditioning in panic disorder: Enhanced resistance to extinction. *Journal of Abnormal Psychology, 116,* 612–617. https://doi.org/10.1037/0021-843X.116.3.612

Mohr, C. & Schneider, S. (2015). Zur Rolle der Exposition bei der Therapie von Angststörungen. *Verhaltenstherapie, 25,* 32–39. https://doi.org/10.1159/000376614

Morfeld, M., Kirchberger, I. & Bullinger, M. (2011). *Fragebogen zum Gesundheitszustand (SF-36)* (2. Aufl.). Göttingen: Hogrefe.

Morina, N., Ijntema, H., Meyerbröker, K. & Emmelkamp, P.M.G. (2015). Can virtual reality exposure therapy gains be generalized to real-life? A meta-analysis of studies applying behavioral assessments. *Behaviour Research and Therapy, 4,* 8–24. https://doi.org/10.1016/j.brat.2015.08.010

Mühlberger, A., Krebs, H. & Pauli, P. (2008). Expositionsbehandlung von Flugphobie mithilfe virtueller Realität. In S. Bauer & H. Kordy (Hrsg.), *E-Mental-Health* (S. 163–173). Berlin: Springer.

Mühlberger, A. & Pauli, P. (2011). *Flugangst- und Flugphobie-Inventar (FAPI)*. Göttingen: Hogrefe.

Muris, P., Merckelbach, H., Schmidt, H. & Tierney, S. (1999). Disgust sensitivity, trait anxiety and anxiety disorders symptoms in normal children. *Behaviour Research and Therapy, 37,* 953–961. https://doi.org/10.1016/S0005-7967(99)00045-5

Nousi, A., Haringsma, R., Van Gerwen, L.J. & Spinhoven, P. (2008). Different flying histories in flying phobics: association with psychopathology and treatment outcome. *Aviation, Space, and Environmental Medicine, 79,* 953–959. https://doi.org/10.3357/ASEM.2189.2008

Oakes, M. & Bor, R. (2010a). The psychology of fear of flying (part I): A critical evaluation of current perspectives on the nature, prevalence and etiology of fear of flying. *Travel Medicine and Infectious Disease, 8,* 327–338. https://doi.org/10.1016/j.tmaid.2010.10.001

Oakes, M. & Bor, R. (2010b). The psychology of fear of flying (part II): A critical evaluation of current perspectives on approaches to treatment. *Travel Medicine and Infectious Disease, 8,* 339–363. https://doi.org/10.1016/j.tmaid.2010.10.002

Ohm, D. (2007). *Stressfrei durch Progressive Relaxation*. Stuttgart: Trias.

Öhman, A., Dimberg, U. & Öst, L.G. (1985). Animal and social phobias: Biological constraints on learned fear responses. In S. Reiss & R.R. Bootzin (Eds.), *Theoretical issues in behavior therapy* (pp. 123–175). New York: Academic Press.

Oosterink, F.M., De Jongh, A. & Hoogstraten, J. (2009). Prevalence of dental fear and phobia relative to other fear and phobia subtypes. *European Journal of Oral Sciences, 117,* 135–143. https://doi.org/10.1111/j.1600-0722.2008.00602.x

Öst, L.G. (1985). Ways of acquiring phobias and outcome of behavioral treatments. *Behaviour Research and Therapy, 23,* 683–689. https://doi.org/10.1016/0005-7967(85)90066-X

Öst, L.G., Brandberg, M. & Alm, T. (1997). One versus five sessions of exposure in the treatment of flying phobia. *Behaviour Research and Therapy, 35,* 987–996. https://doi.org/10.1016/S0005-7967(97)00077-6

Powers, M.B. & Emmelkamp, P.M.G. (2008). Virtual reality exposure therapy for anxiety disorders: A meta-analysis. *Journal of Anxiety Disorders, 22,* 561–569. https://doi.org/10.1016/j.janxdis.2007.04.006

Prudlo, P. & Bergmeister, H. (2015). Flugangst. In D. Revenstorf & B. Peter (Hrsg), *Hypnose in Psychotherapie, Psychosomatik und Medizin* (S. 467–473). Springer: Berlin.

Rachman, S. (1977). The conditioning theory of fear-acquisition: A critical examination. *Behaviour Research and Therapy, 5,* 375–387. https://doi.org/10.1016/0005-7967(77)90041-9

Rifkin, L.S., Beard, C., Hsu, K.J., Garner, L. & Björgvinsson, T. (2015). Psychometric properties of the anxiety sensitivity index-3 in an acute and heterogeneous treatment sample. *Journal of Anxiety Disorders, 36,* 99–102. https://doi.org./10.1016/j.janxdis.2015.09.010

Sanderson, A. & Carpenter, R. (1992). Eye movement desensitization versus image confrontation: A single-session crossover study of 58 phobic subjects. *Journal of Behaviour Therapy and Experimental Psychiatry, 23,* 269–275. https://doi.org/10.1016/0005-7916(92)90049-O

Sartory, G. & Wannemüller, A. (2010). *Zahnbehandlungsphobie.* Göttingen: Hogrefe.

Schindler, B. (2016). *Erklärungsmodelle zur Entstehung der Flugphobie* (Unveröffentlichte Inauguraldisseration). Universität Basel.

Schindler, B., Abt-Mörstedt, B. & Stieglitz, R.-D. (2017). Flugangst und Flugphobie: Stand der Forschung. *Verhaltenstherapie, 27,* 35–43. https://doi.org/10.1159/000456024

Schindler, B., Vriends, N., Margraf, J. & Stieglitz, R.-D. (2016). Ways of acquiring flying phobia. *Depression and anxiety, 33,* 136–142. https://doi.org/10.1002/da.22447

Schulte, D. (1974). *Diagnostik in der Verhaltenstherapie.* München: Urban & Schwarzenberg.

Schumacher, J., Klaiberg, A. & Brähler, E. (Hrsg.). (2003). *Diagnostische Verfahren zur Lebensqualität und Wohlbefinden.* Göttingen: Hogrefe.

Seligman, M. (1971). Phobias and preparedness. *Behavior Therapy, 2,* 307–320. https://doi.org/10.1016/S0005-7894(71)80064-3

Sheehan, D.V. (1983). *The anxiety disease.* New York: Scribner and Sons.

Sheehan, D.V., Lecrubier, Y., Sheehan, K.H., Amorim, P., Janavs, J., Weiller, E., Hergueta, T., Baker, R. & Dunbar, G.C. (1998). The Mini-International Neuropsychiatric Interview (M.I.N.I.): the development and validation of a structured diagnostic psychiatric interview for DSM-IV and ICD-10. *Journal of Clinical Psychiatry, 59* (Suppl. 20), 22–33. https://doi.org/10.1037/t18597-000

Skolnick, R.B., Schare, M.L., Wyatt, K.P. & Tillman, M.A. (2012). Aviophobia assessment: validating the Flight Anxiety Situations Questionnaire as a clinical identification measure. *Journal of Anxiety Disorder, 26,* 779–784. https://doi.org/10.1016/j.janxdis.2012.07.006

Stieglitz, R.-D. (2008). *Diagnostik und Klassifikation in der Psychiatrie*. Stuttgart: Kohlhammer.

Stieglitz, R.-D. (2016). Diagnostik in der Psychotherapie als Mittel der Qualitätssicherung. In K. Lieb, F. Hohagen & D. Riemann (Hrsg.), *Psychiatrie und Psychotherapie 2.0.* (S. 193–201). München: Elsevier.

Stieglitz, R.-D. & Freyberger, H. J. (Hrsg.). (2017). *Diagnostik in der Psychotherapie*. Stuttgart: Kohlhammer.

Stieglitz, R.-D. & Spitzer, C. (2018). Diagnostik in der Psychotherapie. *Psychotherapeut, 63,* 423–440. https://doi.org/10.1007/s00278-018-0308-y

Stinson, F., Dawson, D., Chou, S., Smith, S., Goldstein, R., Ruan, J. & Grant, F. (2007). The epidemiology of DSM-IV specific phobia in the USA: results from the National Epidemiologic Survey on Alcohol and Related Conditions. *Psychological Medicine, 37,* 1047–1059. https://doi.org/10.1017/S0033291707000086

Strauss, B. & Schumacher, J. (Hrsg.). (2005). *Klinische Interviews und Ratingskalen*. Göttingen: Hogrefe.

Tortella-Feliu, M., Bornas, X. & Llabres, J. (2008). Computer-assisted exposure treatment for flight phobia. *International Journal of Behavioral Consultation and Therapy, 4,* 158–171. https://doi.org/10.1037/h0100840

Van Gerwen, L. (2004). *Fear of flying: Assessment and treatment issues*. Dissertation, Universität Leiden.

Van Gerwen, L., Diekstra, R., Arondeus, J. & Wolfger, R. (2004). Fear of flying treatment programs for passengers: An international update. *Travel Medicine and Infectious Disease, 2,* 27–35. https://doi.org/10.1016/j.tmaid.2004.01.002

Van Gerwen, L., Spinhoven, P., Diekstra, R. & Van Dyck, R. (1997). People who seek help for fear of flying: typology of flying phobics. *Behavior Therapy, 28,* 237–251. https://doi.org/10.1016/S0005-7894(97)80045-7

Van Gerwen, L., Spinhoven, P., Diekstra, R. & van Dyck, R. (2002). Multicomponent standardized treatment programs for fear of flying: Description and effectiveness. *Cognitive and Behavioral Practice, 9,* 138–149. https://doi.org/10.1016/S1077-7229(02)80007-4

Van Gerwen, L. J., Spinhoven, P. & Van Dyck, R. (2006). Behavioral and cognitive group treatment for fear of flying: A randomized controlled trial. *Journal of Behaviour Therapy and Experimental Psychiatry, 37,* 4, 358–371. https://doi.org/10.1016/j.jbtep.2006.05.002

Vanden Bogaerde, A. & De Raedt, R. (2011). The moderational role of anxiety sensitivity in flight phobia. *Journal of Anxiety Disorders, 25,* 422–426. https://doi.org/10.1016/j.janxdis.2010.11.005

Vriends, N., Michael, T., Schindler, B. & Margraf, J. (2012). Associative learning in flying phobia. *Journal of Behaviour Therapy and Experimental Psychiatry, 43,* 838–843. https://doi.org/10.1016/j.jbtep.2011.11.003

Walder, C. P., McCracken, J. S., Herbert, M., James, P. T. & Brewitt, N. (1987). Psychological intervention in civilian flying phobia. Evaluation and a three-year follow-up. *British Journal of Psychiatry, 151,* 494–498. https://doi.org/10.1192/bjp.151.4.494

Watson, J. B. & Rayner, R. (1920). Conditioned emotional reactions. *Journal of Experimental Psychology, 3,* 1–14. Verfügbar unter https://pure.mpg.de/rest/items/item_2404117_3/component/file_2404116/content

Wegner, D. M. (1994). Ironic processes of mental control. *Psychological Review, 101,* 34–52. https://doi.org/10.1037/0033-295X.101.1.34

Wiederhold, B.K. & Wiederhold, M.D. (2003). Three-year follow-up for virtual reality exposure or fear of flying. *Cyberpsychology & Behavior, 6,* 441–445. https://doi.org/10.1089/109493103322278844

Wilhelm, F.H. & Roth, W.T. (1997). Clinical characteristics of flight phobia. *Journal of Anxiety Disorders, 11,* 241–261. https://doi.org/10.1016/S0887-6185(97)00009-1

Wilhelm, F.H. & Roth, W.T. (1998). Akute und verzögerte Effekte von Alprazolam auf Flugphobiker während Exposition in vivo. *Verhaltenstherapie, 8,* 38–47. https://doi.org/10.1159/000030624

Wirtz, M. (Hrsg.). (2020). *Dorsch. Lexikon der Psychologie* (18. Aufl.). Bern: Huber.

Wittchen, H.-U. & Pfister, H. (Hrsg.). (1997). *DIA-X Interview.* Frankfurt: Swets Test Services.

Wittchen, H.-U. & Semler, G. (1990). *Composite International Diagnostic Interview (CIDI).* Weinheim: Beltz Test.

Zerssen, D. von & Petermann, F. (2011a). *Beschwerden-Liste – Revidierte Fassung (B-LR).* Göttingen: Hogrefe.

Zerssen, D. von & Petermann, F. (2011b). *Die Befindlichkeits-Skala – Revidierte Fassung (Bf-SR).* Göttingen: Hogrefe.

Zwick, J. & Hautzinger, M. (2017). *Panik und Agoraphobie.* Weinheim: Beltz.

8 Kompetenzziele und Prüfungsfragen

Kompetenzziele

Folgende Wissens- und Handlungskompetenzen können durch die Beschäftigung mit dem vorliegenden Buch erworben werden:

1. Es können die Kernmerkmale der Flugphobie in Abgrenzung zu anderen Angsterkrankungen benannt werden.
2. Es können unterschiedliche Modelle zur Erklärung der Flugphobie unterschieden werden.
3. Störungsspezifische diagnostische Instrumente können ausgewählt werden.
4. Möglichkeiten einer therapiebegleitenden Diagnostik können benannt werden.
5. Spezifische Therapieansätze zur Behandlung einer Flugphobie können unterschieden werden.
6. Die Indikation für eine Kombination mit einer Psychopharmakotherapie kann erkannt werden.
7. Ein individuelles Fallkonzept kann anhand des spezifischen Störungsmodells mit dem Patienten erarbeitet werden.
8. Ein individueller Therapieplan kann erstellt werden und Behandlungselemente können ausgewählt und angewendet werden.
9. Probleme bei der Durchführung einer Psychotherapie können antizipiert werden.

Prüfungsfragen

1. Welche der folgenden Aussagen zur Diagnose und Differenzialdiagnose von Flugangst trifft zu?
   a. Flugangst ist meistens ein Hinweis auf eine Soziale Phobie.
   b. Flugangst kann nur als Spezifische Phobie diagnostiziert werden, wenn sich ein erheblicher Leidensdruck bei den Betroffenen findet.
   c. Flugangst findet sich fast immer auch bei Patienten mit Depressionen.
   d. Die Diagnose einer Flugangst als Flugphobie oder Agoraphobie hat keinen Einfluss auf die Therapie.

   (vgl. Kapitel 1.5)

2. Welche komorbide Angststörung tritt am häufigsten bei der Flugphobie auf?
   a. Angst vor Wasser
   b. Angst vor Dunkelheit
   c. Höhenangst
   d. Soziale Ängste

   (vgl. Kapitel 1.5.2)

3. Welche Elemente charakterisieren die 2-Faktoren-Theorie nach Mowrer?
   a. Klassische und operante Konditionierung
   b. Modelllernen und Preparedness
   c. Informationslernen und operante Konditionierung
   d. Preparedness und klassische Konditionierung

   (vgl. Kapitel 2.2.1)

4. Wie hoch ist die Prävalenzrate bei Flugphobien in der Allgemeinbevölkerung?
   a. 10 %
   b. 2.5 %
   c. Unter 1 %
   d. 15 %

   (vgl. Kapitel 1.3)

5. Sie möchten bei einem Patienten die Erwartungsangst bezogen auf ein Flug erfassen. Welches Instrument wählen Sie aus?
   a. Flight Anxiety Situations Questionnaire (FAS)
   b. Flight Anxiety Modality Questionnaire (FAM)
   c. Qualifying Questionnaire (QQ)
   d. Flugphobie-Screeningbogen (FSB)

   (vgl. Kapitel 3.2)

6. Welcher neuere Therapieansatz findet bei der Flugphobie Anwendung?
   a. Virtual Reality-Expositionstherapie (VRET)
   b. Schematherapie
   c. Mentalisierungsbasierte Psychotherapie (MBCT)
   d. Akzeptanz- und Commitment-Therapie (ACT)

   (vgl. Kapitel 4.1.2)

7. Wie lang sollte eine Expositionstherapie in vivo in Form eines realen Fliegens mindestens sein?
   a. ½ Stunde
   b. 1 Stunde
   c. 2 Stunden
   d. 2½ Stunden

   (vgl. Kapitel 4.2.6)

8. Welche Aussage bezüglich einer Kombinationsbehandlung von Psycho- und Pharmakotherapie trifft zu?
   a. Sollte unbedingt vermieden werden
   b. Verschiebt Attributionserfolge
   c. Ist problemlos
   d. Sollte Patient entscheiden

   (vgl. Kapitel 4.4)

9. Was ist bei einer Expositionsbehandlung bei Flugphobien speziell zu beachten?
   a. Flooding-Konzept kommt zur Anwendung
   b. Entspannungstechniken dürfen nicht angewendet werden
   c. Therapiemodell ist ein Coping-Modell
   d. Der Patient muss bereits den ersten Flug allein absolvieren

   (vgl. Kapitel 4.2.1)

10. Welche Probleme in der Therapiedurchführung sind *speziell* für die Flugphobie relevant?
    a. Mangelnde Compliance
    b. Hausaufgaben nicht gemacht
    c. Umkehr im letzten Moment
    d. Komorbide Suchterkrankung

    (vgl. Kapitel 4.5)

Richtige Lösungen: 1b, 2c, 3a, 4b, 5a, 6a, 7b, 8b, 9c, 10c

9 Anhang

Flugphobie-Fragebogen[4]

Instruktion: Bitte beantworten Sie die nachfolgenden 9 Fragen.

1. Haben Sie besondere Angst vor dem Fliegen? ☐ ja ☐ nein
2. Haben Sie jemals Angst gehabt, wenn Sie mit dem Fliegen konfrontiert worden sind? ☐ ja ☐ nein
3. Denken Sie, dass Sie mehr Angst vor dem Fliegen haben, als es sein sollte? ☐ ja ☐ nein
4. Vermeiden Sie zu fliegen? ☐ ja ☐ nein
5. Nehmen Sie Medikamente während des Fliegens? ☐ ja ☐ nein
6. Ertragen Sie das Fliegen mit deutlichem Stress? ☐ ja ☐ nein
7. Haben Sie während des Fluges Schwierigkeiten, sich zu konzentrieren, weil Sie mit schrecklichen Gedanken über die Flugsituation beschäftigt sind? ☐ ja ☐ nein
8. Wie lange (in Jahren) fürchten Sie sich bereits vor dem Fliegen? ______ Jahre
9. Auf einer Skala von 1 (= geringste) bis 10 (= stärkste): Wie stark beeinträchtigt die Flugangst Ihr Leben? ______

4 Deutsche Übersetzung des „Qualifying Questionnaire (QQ)" von Skolnick et al. (2012). Abdruck erfolgt mit Genehmigung der Autoren.

Arbeitsblatt für Therapeuten: Entstehung von Flugangst

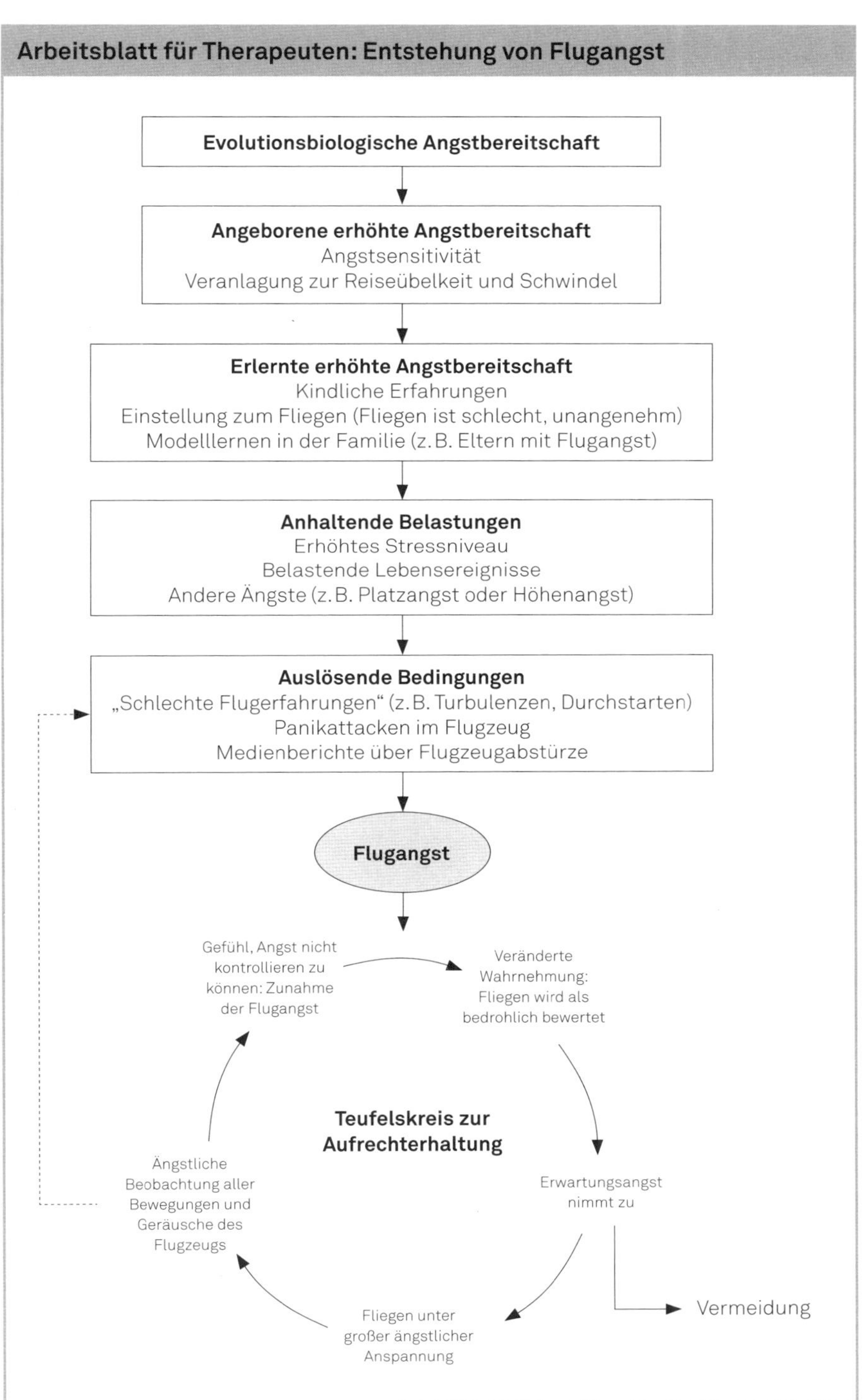

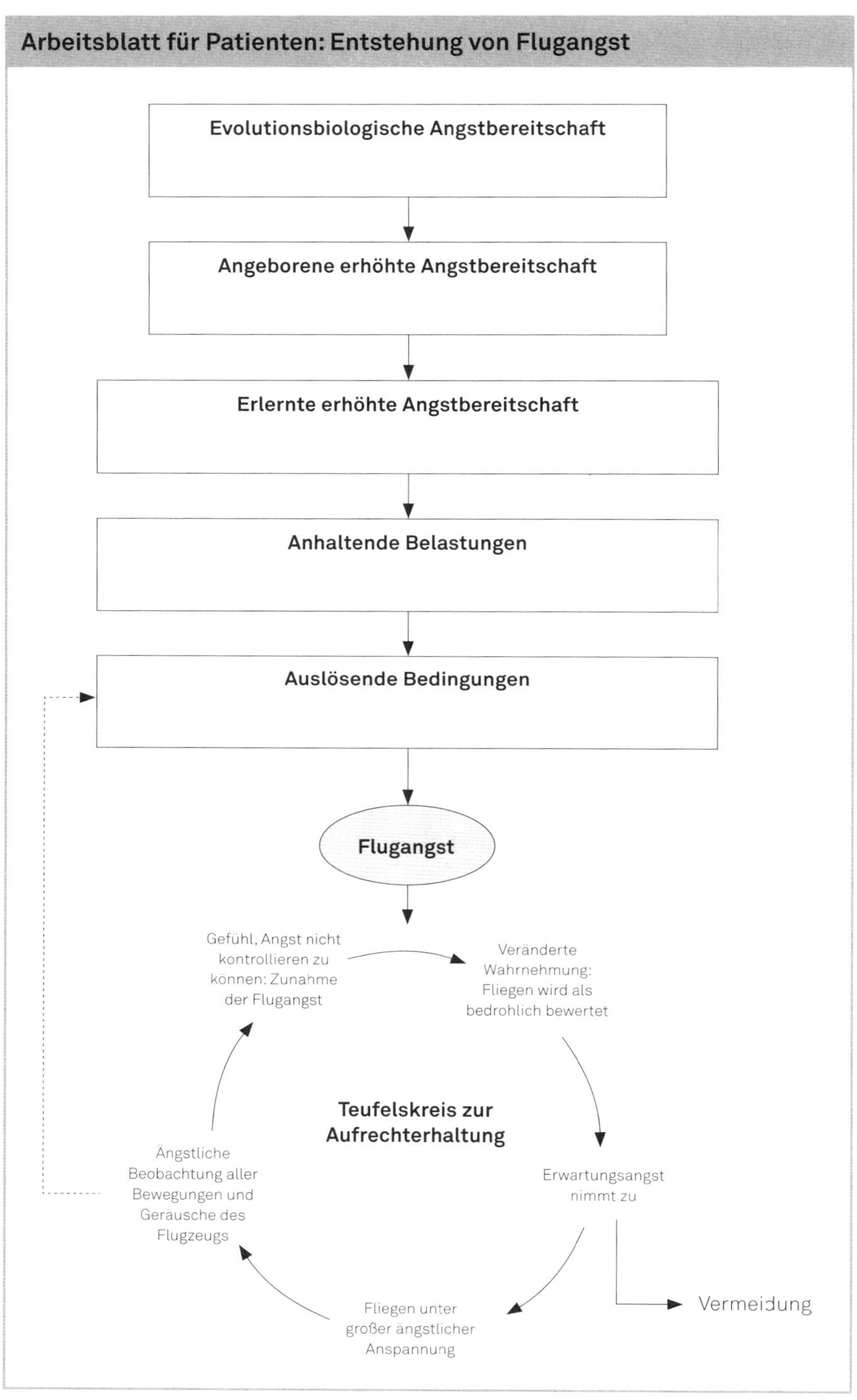

Arbeitsblatt für Patienten: Entstehung von Flugangst
Evolutionsbiologische Angstbereitschaft
Angeborene erhöhte Angstbereitschaft
Erlernte erhöhte Angstbereitschaft
Anhaltende Belastungen
Auslösende Bedingungen
Flugangst
Gefühl, Angst nicht kontrollieren zu können: Zunahme der Flugangst
Veränderte Wahrnehmung: Fliegen wird als bedrohlich bewertet
Teufelskreis zur Aufrechterhaltung
Ängstliche Beobachtung aller Bewegungen und Geräusche des Flugzeugs
Erwartungsangst nimmt zu
Vermeidung
Fliegen unter großer ängstlicher Anspannung

Informationen über Flugsicherheit[5]

Warum fliegt ein Flugzeug?

Um diese Frage beantworten zu können, vergleichen wir Luft mit Wasser. Wir Menschen haben uns daran gewöhnt, komplett in Luft eingebettet zu sein, so wie sich die kleinsten Organismen auf dem Grund des Meeres ebenfalls an den enormen Druck durch das Wasser um sie herum gewöhnt haben. Darum haben wir oft das Gefühl, dass Luft eigentlich ein „Nichts" ist, aber dem ist nicht so. Im Gegenteil! Die Luftsäule über unseren Köpfen wiegt mehrere Tonnen. Da sich Luft und Wasser aber sehr ähnlich verhalten, macht es uns einfacher, die vermeintlich komplexen Vorgänge um das Flugzeug herum besser zu verstehen. Wenn Sie sich vorstellen, wie es aussieht, wenn zwei Wasserströme aufeinandertreffen, so können Sie das gleiche mit Luft machen. Wie im Wasser entstehen dadurch Wellen. Im Fall der Luft spricht man aber von Verwirbelungen.

Können Sie sich daran erinnern, wie Sie als Kind die Hand aus dem fahrenden Auto gestreckt haben und sich darüber freuten, wie diese vom starken Luftzug nach oben gedrückt wurde? Nun, dies ist einer der Gründe, warum Flugzeuge fliegen können. Sie verdrängen nach dem gleichen Prinzip mit der Unterseite ihrer Flügel die Luft, wie auch ein Surfer mit seinem Brett das Wasser verdrängt und so darüber gleiten kann, solange er genügend Geschwindigkeit hat. Stünde er still, würde er einsinken. Wir erkennen also, dass Geschwindigkeit ein zentraler Bestandteil in Bezug auf die Vorgänge um den Flügel eines Flugzeuges herum darstellt. Fliegen wir zu langsam, gleitet zu wenig Luft um den Flügel und er kann nicht die gewünschte Kraft erzeugen. Nun gibt es zwei Möglichkeiten: Entweder wir fliegen schneller oder wir vergrößern unseren Flügel, so wie der Surfer bei kleinen Geschwindigkeiten ebenfalls ein größeres Surfbrett benutzen wird. Aus diesem Grund fährt man beim Flugzeug in der Start- und Landephase die Vorflügel und Landeklappen aus, um den Flügel größer zu machen, was dazu führt, dass mehr Luft verdrängt werden kann und der Flügel entsprechend mehr Kraft entwickelt. Kann ein Surfer bei genügend Fahrt ins Wasser einsinken? Nein, das funktioniert aufgrund der Verdrängung des Wassers unter seinem Brett nicht. Genauso ist es daher unmöglich, dass ein Flugzeug bei genügend Geschwindigkeit in die Luft einsinken kann, denn Wasser und Luft verhalten sich wie erwähnt gleich. Was es mit dem ominösen „Luftloch" auf sich hat, erkläre ich später.

5 von Tom Schneider (Captain A330/A340 Edelweiss Air)

Nun wissen Sie also, was auf der Unterseite des Flügels passiert, während wir in der Luft sind. Damit aber nicht genug: Vor allem auf der Oberseite des Flügels findet ein recht komplexer, physikalischer Vorgang statt. Diesen detailliert zu erläutern, würde ein Physikstudium voraussetzen. Wir können die Prinzipien aber dennoch in einfachen Worten erklären.

Die Luft, welche nicht unter, sondern über den Flügel gleitet, wird durch die Wölbung an der Flügelvorderseite beschleunigt. Im Gegensatz dazu führen Heckspoiler an Formel 1- oder an Sportwagen dazu, dass der Wagen nach unten gedrückt wird, da diese Spoiler eine umgekehrte Wirkung besitzen. Bernoulli – ein Schweizer Mathematiker und bekannter Physiker aus dem 17. Jahrhundert – hat herausgefunden, dass die beschleunigte Luft über dem Flügel zwei Eigenschaften mit sich bringt: Sie wird kälter, was in Bezug auf den Auftrieb vernachlässigbar ist, vor allem aber bekommt sie durch die Beschleunigung einen tieferen Druck. Somit entsteht über dem Flügel ein Unterdruck, welcher das Flugzeug stabil in der Luft hält, während durch die verdrängte Luft unter dem Flügel ein Überdruck erzeugt wird.

Versuchen Sie es selber: Nehmen Sie dazu ein Blatt Papier, halten Sie es an den beiden Enden und drehen Sie es ein wenig zu sich, damit eine Wölbung entsteht. Jetzt blasen Sie fest über die Oberkante des gewölbten Blattes. Sie werden sehen, dass dieses durch den Luftzug, welcher einen tieferen Druck aufweist als die Umgebungsluft, nach oben gesaugt wird. Dieser Unterdruck bleibt erhalten, solange das Flugzeug ausreichend schnell ist und kann nicht unterbrochen werde – weder durch Regen noch durch Turbulenzen oder das Fliegen von Kurven.

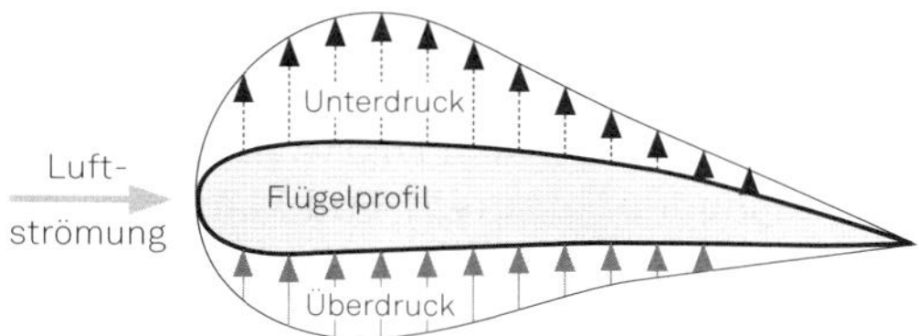

Wichtig ist es, dass der Flügel sauber ist und die Luft dadurch ungestört darüber gleiten kann. Hat es Eis, Schnee oder Frost auf der Oberfläche, müssen diese erst entfernt werden, bevor gestartet werden kann. Das geschieht in den Enteisungsstationen vor der Startbahn, wo Flugzeuge mit heißem Wasser und einem Glykol-Zusatz von eben diesen Rückständen befreit werden.

Zusammengefasst fliegt ein Flugzeug also, weil die Flügelform die Luft an der unteren Seite verdrängt, während sie auf der Oberseite einen Unterdruck bildet. Beides kann nicht einfach so unterbrochen werden, solang genug Geschwindigkeit vorhanden ist. In der Fliegerei sind überall Zusatzreserven vorhanden, so auch hier. Die Geschwindigkeiten, mit denen wir uns in der Luft fortbewegen, stellen somit zu jedem Zeitpunkt und in jeder Lage des Fliegers sicher, dass genug Energie erzeugt wird, um uns stabil und sicher in der Luft zu halten.

Was wird für die Flugsicherheit getan?

Sie finden wohl keine andere Branche, in der ausnahmslos alles doppelt abgesichert ist: Von der Regel, dass die beiden Piloten nicht das Gleiche essen dürfen, um im Fall einer Lebensmittelvergiftung nicht gleichzeitig handlungsunfähig zu werden, über die Vorgabe, dass man zu jedem Zeitpunkt zwei individuelle Landemöglichkeiten haben muss sowie dass jedes flugrelevante System an Bord doppelt- bis dreifach vorhanden ist, bis hin zur Tatsache, dass das Programm, welches die benötigte Startgeschwindigkeit ausrechnet, immer mit dem Wegfall eines Triebwerks rechnet, obwohl dies unwahrscheinlich ist.

Was sind Turbulenzen?

Wenn wir uns erneut vor Augen halten, dass sich Luft und Wasser ähnlich verhalten, so wird es auch hier einfacher sein, die Vorgänge in der Luft während Turbulenzen zu verstehen. Es gibt verschiedene Arten von Turbulenzen; sogenannte Clear Air Turbulences, also solche, die ohne einen optisch ersichtlichen Grund im wolkenlosen Himmel stattfinden, sowie orografische und thermische Turbulenzen. Außerdem gibt es vom Flugzeug selbst erzeugte Randwirbel. Alle haben etwas gemeinsam: Sie können zeitweise zwar unangenehm sein, stellen jedoch weder für das Flugzeug noch für die Insassen eine Gefahr dar. Moderne Verkehrsflugzeuge sind zum großen Teil aus sogenannten Kompositwerkstoffen gefertigt (insbesondere die Flügel und Rumpfteile). Hierbei handelt es sich um ein neues Material, welches besonders elastisch und somit bruchsicher ist. Dazu kommt die Eigenschaft, dass dieser Verbundwerkstoff sehr leicht ist, was sich positiv auf den Kerosinverbrauch auswirkt.

Turbulenzen sind im hinteren Teil des Fliegers oft stärker zu spüren, als weiter vorne, da sich die Flugzeugnase wie ein Pfeil durch die Luft bohrt, während der hintere Teil etwas mehr ausschlagen kann:

- *Clear Air Turbulences* (Klarluft-Turbulenzen) sind Verwirbelungen in der Atmosphäre, die auf verschiedene Luftmassen mit unterschiedlichen Geschwindigkeiten zurückzuführen sind. Stellen Sie sich einen ruhigen Bergsee vor, in den ein reißender Fluss mündet. Im Einzugsgebiet der Flussmündung entstehen dadurch Wellen, die kleiner werden, je weiter man sich von dem Einmündungsgebiet entfernt. In der Atmosphäre ist das ähnlich. Starke Windfelder, sogenannte Jetstreams, umqueren die

Erde das ganze Jahr hindurch. Aufgrund der Erdrotation wehen diese Winde immer Richtung Osten. In der Nähe dieser Jetstreams ist die Luft derart verwirbelt, dass man dies beim Durchfliegen sehr gut zu spüren bekommt. Das Gleiche passiert, wenn Sie mit dem Boot durch das aufgewühlte Wasser neben dem erwähnten Fluss fahren.

- *Orografische Turbulenzen* entstehen dann, wenn die Luftmassen durch Hindernisse, seien dies Gebirge oder auch Gewitterwolken, abgelenkt werden. Stellen Sie sich einen Brückenpfeiler im Fluss vor: Auf der einen Seite wird das Wasser getrennt, während es auf der anderen Seite verwirbelt wieder aufeinandertrifft. Das Gleiche passiert, wenn man auf der dem Wind abgewandten Seite an einem Gebirge oder einer Gewitterzelle vorbeifliegt. Die Luft kann in beiden Fällen wellenartige Bewegungen annehmen. Kennen Sie das Gefühl, wenn man mit einem Schnellboot über eine Welle fährt und auf der Rückseite den Wellenrücken herunterrutscht? Dasselbe entsteht, wenn das in der Luft passiert, wir also mit dem Flieger durch eine „Luftwelle" fliegen und kurzzeitig hinuntergedrückt werden. Im Volksmund hat man dafür eine recht unpassende Bezeichnung gefunden: das „Luftloch". Aber genauso wenig, wie ein Loch im Wasser entstehen kann, ist dies in der Luft möglich.
- *Thermische Turbulenzen:* Warme Luft steigt nach oben, wie wir schon früh in der Schule gelernt haben. Dass verschiedene Oberflächen sich unterschiedlich stark erwärmen und die Luft darüber daher mit unterschiedlichen Geschwindigkeiten nach oben steigt, liegt auf der Hand. Ein großer Autoparkplatz aus Teer erwärmt sich schneller als die grüne Wiese daneben. Durchfliegt man mit einem Flugzeug diese unterschiedlich schnell aufsteigenden Luftmassen, führt das ebenfalls zu Turbulenzen.
- Schlussendlich erzeugt auch das Flugzeug selbst Turbulenzen. Dadurch, dass der Flügel einen Überdruck auf der Unterseite und einen Unterdruck auf der Oberseite erzeugt, entstehen an den Flügelenden *Randwirbel,* bei denen die Luft durch den Unterdruck nach oben gesaugt wird. Diese Randwirbel können bei Großraumflugzeugen sehr intensiv werden. Daher müssen hintereinander startende Flugzeuge jeweils zwei bis drei Minuten Abstand nach einem Großraumflieger einhalten.

Was passiert bei einem Gewitter?

Wenn sich Luftmassen, wie soeben erklärt, unterschiedlich schnell über ihren jeweiligen Oberflächen erwärmen, kann es sein, dass eine sehr warme Luftsäule schneller in die Höhe steigt als die Umgebungsluft. Die warme Feuchtigkeit innerhalb dieser Luftmasse kondensiert durch die zunehmende Kälte in der Höhe auf die gleiche Weise, wie Sie im Winter Ihren Atem in der kalten Luft erkennen können. Dadurch entstehen die imposanten Gewitterwolken, die auch Cumulonimbus genannt werden. Die Luft steigt mit enormem Tempo innerhalb der Wolke nach oben. Regentropfen, die sich bilden, werden von den starken Aufwinden immer wieder nach oben getragen und kollidieren dabei mit Eiskristallen aus kälteren Luftschichten, was die Eiskristalle schnell anwachsen lässt. Dieser Prozess wiederholt sich so lange, bis die dadurch entstandenen Hagelkörner zu schwer werden, um von den Aufwinden getragen zu werden. Das Resultat ist ein starker Niedergang von Hagel im Gebiet unterhalb der Gewitterzelle. Durch die hohe Vertikalgeschwindigkeit, welche die Eiskristalle in einer Zelle nach oben transportiert, entstehen große elektrische Spannungen, die sich durch einen Blitzschlag jederzeit wieder entladen und somit neutralisieren können.

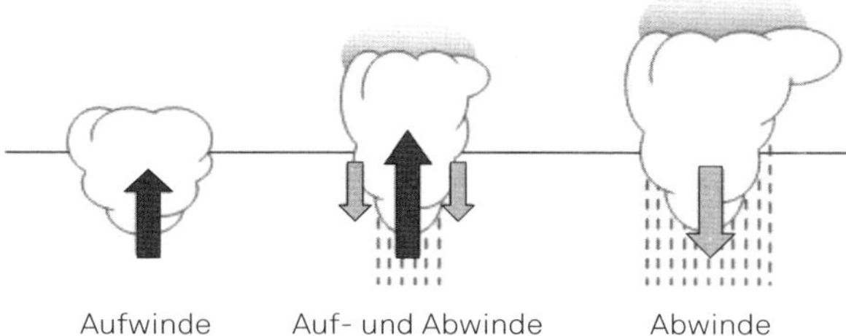

Gewitter sind zwar optisch sehr imposant und bilden für Menschen, die sich ungeschützt unter einer Zelle befinden, ein nicht zu vernachlässigendes Risiko. Im Cockpit stellt das Wetterradar des Flugzeugs die Position und Intensität der verschiedenen Gewittertürme aber auf bis zu 300 Kilometer vor dem Flugzeug farblich dar. Während die Farben Grün und Gelb auf Wolkenregionen mit mäßigem Niederschlag und somit auf keine Gefahr hinweisen, warnen die Farben Rot und Magenta vor Gebieten mit Hagel und sehr starken Auf- und Abwinden. Diese werden von den Piloten großräumig umflogen. Da es aber aufgrund der orografischen Turbulenzen auch in Randgebieten von Gewittern immer wieder zu Turbulenzen kommen kann, entsteht oft der falsche Eindruck, der Pilot steuere das Flugzeug mitten durch ein Gewitter.

Auch ein Blitzschlag kann einem Flieger keinen Schaden zufügen. Wie beim Auto befindet man sich an Bord eines Flugzeugs in einem Faradayschen Käfig. Der mögliche Blitz wird durch die Struktur geleitet und verlässt den Flieger sofort wieder.

Was passiert, wenn ein Triebwerk ausfällt?

Triebwerke haben einen Kaufpreis von bis zu 50 Millionen Euro. Triebwerke sind technische Wunderwerke und weisen eine hohe Zuverlässigkeit auf. Die Langzeiterfahrung mit allen gängigen Triebwerken bei modernen Verkehrsflugzeugen zeigt, dass sie sehr verlässlich sind. Triebwerkshersteller führen Statistiken über jeden Typus eines im Einsatz stehenden Triebwerkes. Sollte die Fehlerhäufung eines Typus zu hoch werden, würde dies weltweit einen Einfluss auf alle Triebwerke dieser Serie haben und es wäre mit starken Einschränkungen zu rechnen, bis der Fehler behoben worden ist. Im Gegensatz zu früher, kommen in heutiger Zeit Triebwerksausfälle fast gar nicht mehr vor. Das erklärt auch, warum man von einst vier auf zunächst drei und jetzt auf zwei Triebwerke reduzieren konnte, wenn es das Abfluggewicht der Maschine zulässt. Bei sehr großen Flugzeugen (z. B. dem Airbus A380 und der Boeing 747) sind weiterhin vier Triebwerke notwendig, da zwei Triebwerke für dieses Gewicht derart groß sein müssten, dass sie keinen Platz unter den Flügeln hätten.

Triebwerke werden nicht zuletzt aufgrund des hohen Anschaffungswerts bis ins kleinste Detail überwacht. So können die Piloten alle wichtigen Anzeigen jederzeit abrufen: z. B. Vibrationen an verschiedenen Stellen der Turbine, den Öldruck, den Kerosinfluss, die Temperatur vom Abgasstrahl etc. Schon kleinste Abweichungen können dadurch frühzeitig erkannt werden.

Es ist klar, dass der Ausfall oder das bewusste Ausschalten eines Triebwerks durch die Piloten (um z. B. größeren Schaden zu verhindern) eine ungleiche Kräfteverteilung und somit ein Drehen um die Vertikalachse mit sich bringen. Die Nase des Flugzeugs dreht dann in Richtung des ausgefallenen Triebwerks, da dieses keine Leistung mehr erzeugt, sondern nur noch einen Widerstand darstellt. Dies kann aber ganz einfach durch Gegensteuer mit dem Seitenruder an der Rückseite des Fliegers kompensiert werden. Danach wird der nächstmögliche Flugplatz angesteuert, um zu landen. Daher überwachen Piloten auch während des Fluges das Wetter sämtlicher möglicher Ausweichflugplätze, um jederzeit einen Plan B für die Landung zur Verfügung zu haben. Sogar über dem Atlantik oder Pazifik gibt es Landemöglichkeiten. So sind die Flugzeuge nie weiter als eine bestimmte vorgeschriebene Zeit von Flugplätzen, wie den Bermudas, Azoren oder Hawaii, entfernt.

Kann ich sicher sein, dass das Flugzeug genug Treibstoff hat?

In der Fliegerei füllt man nicht vor jedem Flug die Tanks randvoll auf. Würde man dies jedes Mal tun, könnte in einigen Fällen dadurch das maximale Abfluggewicht der Maschine überschritten werden und die Triebwerke könnten auf der zur Verfügung stehenden Startpiste das Flugzeug nicht bis zu der benötigten Abfluggeschwindigkeit beschleunigen. Zudem müssen die Triebwerke stärker arbeiten, je schwerer das Flugzeug ist, was wiederum dazu führt, dass man mit jedem Kilo Mehrgewicht zusätzliches

Kerosin (Treibstoff) verbrennt. Auf einem 10-stündigen Flug führt jede zusätzliche Tonne zu einem Mehrverbrauch von zirka 300 Kilo Kerosin, also rund einem Drittel des Eigengewichts. Somit würde das „Volltanken" auch einen wirtschaftlichen und ökologischen Schaden mit sich bringen.

Es sind aber trotzdem auf jedem Flug genügend Reserven vorhanden. Nachfolgende Aufstellung soll einen Überblick verschaffen, welche Mengen getankt werden:

- *Taxi:* Kerosinmenge, um am Boden vom Parkplatz zur Startbahn zu rollen.
- *Trip:* Kerosin, das benötigt wird, um von A nach B zu fliegen.
- *Contingency:* Reserve auf dem Trip, damit man einen eventuellen Mehrverbrauch, wie z. B. kurzzeitig schnelleres Fliegen, jederzeit kompensieren kann.
- *Alternate:* Da in der Fliegerei alles doppelt abgesichert ist, muss man immer genug Kerosin dabeihaben, sollte der Zielflughafen nicht anfliegbar sein und man einen Ausweichflughafen ansteuern müssen.
- *Final Reserve:* Ein Flugzeug darf niemals in der Luft sein, wenn die Restmenge an Kerosin eine Flugzeit von 30 Minuten unterschreitet.
- *Extra:* Damit die Final Reserve nicht angetastet werden muss, sind die Piloten in ihrer Entscheidung frei, zusätzliches Kerosin zu tanken, um z. B. Warteschlaufen aufgrund des Flugverkehrs am Zielflughafen oder Wartezeiten wegen eines Gewitters abzudecken.

Wie oft werden Flugzeuge gewartet?

Flugzeuge werden nach festgelegten Intervallen sehr regelmäßig gewartet. So überprüfen Techniker täglich alle relevanten Systeme, füllen Öl nach oder ersetzen Komponenten, wie z. B. Bremsbeläge oder Reifen. Dies ist zu vergleichen mit einem Auto, welches man täglich zu einer großen Inspektion in die Werkstatt bringen würde. Das macht kein Mensch mit seinem Auto, in der Fliegerei ist es aber ganz normal. Dazu kommt, dass einer der Piloten vor jedem Flug selbst um das Flugzeug läuft und es optisch inspiziert, während der zweite Pilot alle Systems via Cockpit-Monitore überprüft. Alle flugrelevanten Systeme müssen zum Zeitpunkt des Verlassens der Parkposition einwandfrei funktionieren, selbst wenn es sich um ein Reserve-System handelt. Ist dies nicht der Fall, darf nicht gestartet werden. Die Einhaltung dieser Regel wird durch regelmäßige Stichkontrollen der lokalen Behörden immer wieder überprüft. Nach sieben bis neun Jahren durchläuft ein Flugzeug dann eine „Heavy Maintenance". Dabei wird die Maschine komplett auseinandergebaut und danach neu zusammengesetzt. Alle Verbrauchsteile mit Abnutzungserscheinungen werden ersetzt und somit ist das Flugzeug danach wieder als neuwertig zu bezeichnen.

Welche Geräusche sind gefährlich?

Um es kurz zu fassen: Das Einzige, was man an Bord eines Flugzeugs nicht hören möchte, ist „Nichts". Ein Flieger ist eine Maschine und eine Maschine erzeugt Geräusche, sobald sie anfängt zu laufen. Dass verschiedene Fluglagen, Leistungssetzungen der Triebwerke, Ein- und Ausfahren der Landeklappen und die Aktivierung von Hydraulik- und Luftdruckpumpen ebenso Geräusche verursachen wie die Betätigung des Flugbegleiter-Rufknopfs durch einen Passagier, ist selbsterklärend. Auf den chronologischen Ablauf sämtlicher Geräusche mit akustischen Beispielen kann in einem Flugangstseminar detailliert eingegangen werden.

Wie werden die Piloten kontrolliert?

Piloten werden quasi rund um die Uhr kontrolliert. Ihr fliegerisches Handwerk wird in den halbjährlichen Simulator-Checks immer wieder überprüft. Die Einhaltung von Limitationen während eines Flugs wird via Satellit an die Bodenstellen weitergeleitet. Überschreitet ein Pilot eine solche Limitation, wird dies aufgezeichnet und er muss sich erklären. Ebenso können Stichkontrollen der Behörden die Flugzeugführer jederzeit auf das korrekte Mitführen von gültigen Lizenzen, Flugunterlagen bis hin zur Einhaltung von Ruhezeiten und Konsumation von Alkohol überprüft werden. Dazu kommt, dass Piloten selbst die Möglichkeit haben, offen oder anonym mögliche Risiken zu rapportieren, damit diese entsprechend behandelt werden können.

Wie sind die Flugbegleiter auf medizinische Probleme vorbereitet?

Die Kabinenbesatzung hat ein breites Wissen, was die medizinische Grundversorgung eines Passagiers anbelangt. Vor jedem Flug werden sie anhand von Testfragen auf ihren Wissenstand hin überprüft und in regelmäßig wiederkehrenden Bodenkursen müssen Sie die Handhabung und Durchführung von Notsituation an Dummy-Puppen und im Beisein von Fachpersonal üben. Dazu kommt, dass an Bord von Verkehrsmaschinen sehr viel medizinisches Notfallmaterial mitgeführt wird.

Was sagt die Statistik?

Diverse Statistiken aus verschiedenen Studien zeigen unterschiedliche Zahlen. Diese Zahlen haben aber alle etwas gemeinsam: Das Risiko, bei einem Flugzeugabsturz ums Leben zu kommen, ist verschwindend klein und somit vernachlässigbar. Es liegt laut Berechnungen aus dem Jahr 2016 in der zivilen Fliegerei bei 0,00001 %, wobei hier stellenweise andere Faktoren wie minimale Flugzeuggröße in die Berechnungen mit eingeflossen sind.

Gemäß einer weiteren Studie der Allianz-Versicherung aus dem Jahr 2015 beträgt das Risiko eines tödlichen Flugzeugabsturzes in Europa und den USA 1 zu 29 Millionen (zum Vergleich: im Jahr 1950 betrug das Risiko noch 1 zu 25.000) oder anders ausgedrückt, wenn ein Mensch jeden Tag einmal mit dem Flugzeug unterwegs wäre, müsste er knapp 80.000 Jahre fliegen, bis er in einen Unfall verwickelt würde.

Dieses enorm kleine Risiko ist darauf zurückzuführen, dass in der Fliegerei alles doppelt und dreifach abgesichert ist, man nichts dem Zufall überlässt und man seit der Entstehung der zivilen Fliegerei immer wieder aus Fehlern gelernt und das System und Regelwerk dahingehend optimiert hat, dass die gleiche Fehlerverkettung kein zweites Mal zu einem Zwischenfall führen konnte.

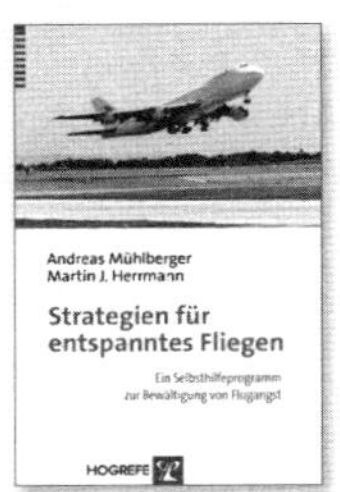

Andreas Mühlberger / Martin J. Herrmann
Strategien für entspanntes Fliegen
Ein Selbsthilfeprogramm zur Bewältigung von Flugangst

2011, 100 Seiten, Kleinformat,
€ 16,95 / CHF 24.50
ISBN 978-3-8017-2327-9
Auch als eBook erhältlich

Das Selbsthilfeprogramm ermöglicht es, innerhalb von drei Wochen mit einem Zeitaufwand von ca. 30 Minuten pro Tag Flugangst selbstständig zu bewältigen.

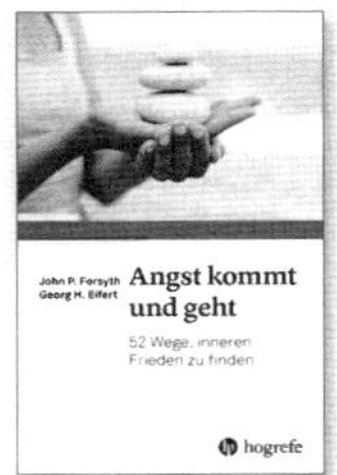

John P. Forsyth / Georg H. Eifert
Angst kommt und geht
52 Wege, inneren Frieden zu finden

2020, 160 Seiten,
€ 19,95 / CHF 26.90
ISBN 978-3-456-85983-5
Auch als eBook erhältlich

Der Ratgeber „Angst kommt und geht" enthält 52 erfolgreiche Strategien gegen die Angst. Das Buch unterstützt dabei, dass die Angst nicht das Leben bestimmt.

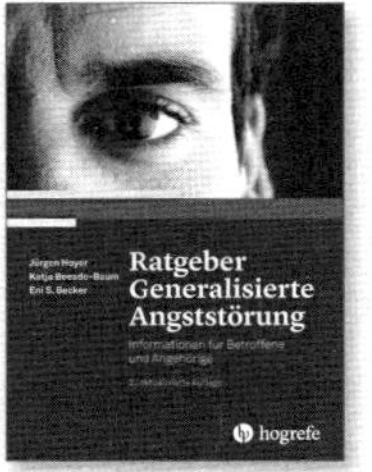

Jürgen Hoyer / Katja Beesdo-Baum / Eni S. Becker
Ratgeber Generalisierte Angststörung
Informationen für Betroffene und Angehörige

(Reihe: „Fortschritte der Psychotherapie", Band 15). 2., aktual. Aufl. 2016,
81 Seiten, Kleinformat,
€ 9,95 / CHF 13.50
ISBN 978-3-8017-2708-6
Auch als eBook erhältlich

Dieser Ratgeber richtet sich an Personen, die ihre Sorgen nicht mehr „im Griff haben". Sie erhalten Informationen dazu, welche Wege es gibt, sich von einem solchen „Stil" des andauernden „Gedankenmachens" zu befreien.

John P. Forsyth / Georg H. Eifert
Mit Ängsten und Sorgen erfolgreich umgehen
Ein Ratgeber für den achtsamen Weg in ein erfülltes Leben mit Hilfe von ACT

2., unveränderte Auflage 2018,
245 Seiten, inkl. CD-ROM,
€ 24,95 / CHF 32.50
ISBN 978-3-8017-2943-1

Der Ratgeber beschreibt ein Selbsthilfeprogramm, welches auf der Akzeptanz- und Commitment-Therapie (ACT) basiert. Mithilfe des Ratgebers können Menschen mit Ängsten lernen, ihr Leben von der Angst zurückzugewinnen.

www.hogrefe.com

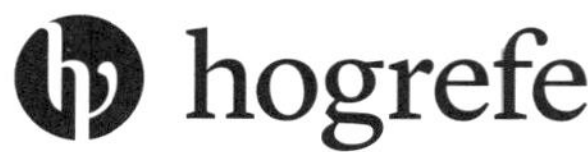